SALUD Y MÁS VIDA

Escrito por Olga Najarian

**Editado por Patricia Aivar
y Silvia Cachia**

ÍNDICE DE CONTENIDOS

Unas palabras de la autora

"La determinación de comer mejor y hacer ejercicio para tener más salud y más vida no es una meta, es simplemente una forma de vida."

¿Tener más vida y con calidad? Iniciar el camino para lograr este propósito es la principal meta de este libro. Cada ser humano es un mundo en esa búsqueda de sentirnos plenos o satisfechos con lo que hacemos en el diario vivir.

Trabajar y atender a la familia, las labores del hogar y nuestro trabajo en general, nos hace creer que merecemos recompensarnos comiendo sin límites. Este comportamiento y las experiencias asociadas con los alimentos nos crean una percepción de lo que necesita nuestro el cuerpo para mantenerlo sano, la cual muchas veces no es la correcta. En general, el conocer los alimentos y el saber cómo combinarlos es esencial para que nos provean un beneficio significativo en nuestro cuerpo y mente.

Después de conocer los alimentos y la manera en cómo actúan en el cuerpo, están las preguntas: ¿Cuál es el verdadero propósito de tener más salud?, ¿Para que buscamos estar más saludables comiendo mejor, si lo que comemos nos hace felices? ¿Para qué entrar a una nueva experiencia de descubrir otros sabores, emprender nuevos hábitos y desarrollar la habilidad del saber comer? El no desarrollar la habilidad de cuidar la salud a través de una alimentación saludable, está relacionado con la idea errónea de que la ausencia aparente de enfermedades o malestares es sinónimo de salud: "Yo me siento bien y muy feliz comiendo lo que como". La conciencia de la prevención para evitar el desarrollo de enfermedades, es el despertar hacia una vida de más salud, comiendo mejor y haciendo ejercicio. Al alimentarnos, cumplimos con una necesidad básica pero también desarrollamos una habilidad que se debe mejorar y pulir así como lo hacemos con la manera en que usamos el lenguaje, escribimos o nos desarrollamos profesionalmente.

Hace millones de años, el ser humano buscaba la comida y recorría grandes distancias para poder cubrir esta necesidad de sobrevivencia. Hoy en día no la buscamos, la comida se hace presente de manera constante en nuestra vida en los medios de comunicación y todos los ambientes donde nos desenvolvemos: desde el hogar, lugares de trabajo y de esparcimiento. Solo basta con ir a un supermercado, al hacerlo tenemos acceso a comida de todo tipo de manera tan fácil que el instinto de sobrevivencia no nos da a elegir las mejores opciones para la salud.

Lo más grandioso es que tenemos acceso a más alimentos saludables que nuestros ancestros, no tenemos que caminar, recorrer distancias enormes o ponernos en peligro para satisfacer esta primera necesidad de vida. Ese es el punto, como humanos, tenemos la necesidad de sobrevivir pero la conciencia del hombre ha evolucionado de manera que no solo busca cubrir esta necesidad. También busca tener calidad de vida al elegir mejor sus alimentos y agregar la práctica del ejercicio sencillo o moderado. Al hacer esto, satisfacemos la necesidad de las células del cuerpo dando bienestar a todo nuestro ser físico, mental y espiritual.

Este libro no es un manual a seguir para mejorar los hábitos alimenticios o la práctica del ejercicio. Es el compartir de un sin número de experiencias y conocimientos que, llevados a la práctica, no solo me mantienen con energía en mis objetivos del diario vivir sino que le proporciono a mi cuerpo la oportunidad de prevenir enfermedades.

"La vida comenzó hace millones de años. El ser humano es parte de la vida y nuestro cuerpo es el medio por el cual la vida fluye para que podamos experimentarla en su belleza infinita." Le permitimos a nuestras células reflejar la belleza a través de los alimentos saludables que comemos.

Olga Najarian.

1. ¡Comer es lo máximo!

El deseo de comer es una fortaleza, no una debilidad. En esa necesidad de comer, se encuentra la fuerza para buscar nuevos sabores al paladar que le van a llevar al objetivo final de complacer al estómago. La comida es el alimento esencial de las células para mantener nuestro cuerpo vivo y funcionando. El cuerpo necesita recibir comida saludable para lograr un óptimo funcionamiento. El conocer los alimentos que consumimos y la manera que benefician a nuestro cuerpo y mente nos cambia la perspectiva de la acción de comer: comemos más y mejor.

¿Qué es la comida? parece una pregunta sencilla, pero ¿sabemos en realidad que es? La comida son los alimentos y bebidas que ingerimos durante el día para mantenernos vivos. Todos y cada uno de los procesos vitales del cuerpo, de los pies a la cabeza, se mantienen funcionando gracias a los alimentos que consumimos. Podemos categorizar los alimentos de diferentes maneras desde el punto de vista nutricional:

1. Grupos alimenticios: esta clasificación es conocida como la pirámide alimenticia la cual incluye frutas, verduras, granos, carnes, grasas y lácteos.

2. Valor nutricional: de acuerdo a esta clasificación hay tres principales macronutrientes, los cuales son proteínas, carbohidratos y grasas.

3. Valor calórico: la energía calórica que recibimos de manera específica de los alimentos que consumimos.

Uno de los objetivos al comer es satisfacer la necesidad natural del hambre pero sólo las verduras combinadas con una dieta balanceada pueden ayudarnos a lograr este objetivo. Podemos combinar las verduras que deseemos con una porción de proteínas, carbohidratos y grasas saludables que ayudará a la digestión de manera lenta para que el estómago no pida alimento antes de la próxima comida.

Podemos consumir sin limitarnos las vitaminas, minerales y fibra que de manera natural encontramos en las verduras: lechuga, espinacas, nopales, coliflor, brócoli, perejil, cilantro, cebolla, champiñones, chile morrón, aceitunas negras, etc. Todo esto es un ejemplo de la gran cantidad de verduras que podemos degustar y claro la diferencia la hace el aderezo, el cual puede ser muy sencillo pero con mucho sabor: aceite de oliva extra virgen, mostaza, vinagre de manzana, ajo molido, pimienta molida, y chile de árbol rojo. La proteína puede ser atún, pollo sin piel, carne desgrasada, queso feta bajo en grasa o tofú.

El conocer mejor los alimentos nos ayuda a elegir mejor las opciones saludables cuando tenemos que comer fuera de casa por cuestiones de trabajo o por llevar una vida rápida.

2. ¿Qué fue primero el huevo o la gallina?

¿Buscamos salud solamente para prevenir enfermedades? ¿Para mejorar nuestra apariencia personal? ¿Lo hacemos para obtener una sensación de bienestar que alcance todos los aspectos de nuestra vida? ¿Cuál debe ser el motivo? Al mejorar nuestros hábitos alimenticios y al hacer ejercicio obtenemos salud. Esto nos permite un mejor control de nuestra vida al tener más energía, evitar la obesidad, y prevenir enfermedades. Cuando hablamos de todo aquello que de alguna manera puede beneficiar nuestra salud, es muy fácil distraernos con temas como las diferentes dietas, productos para adelgazar y medicamentos para solucionar nuestras enfermedades más evidentes como presión alta, colesterol, diabetes, etcétera.

Es fácil acumular hábitos (como las dietas extremas) para "solucionar" los desbalances químicos en nuestro cuerpo de manera rápida sin lograr un mejoramiento real a nivel celular. La prevención de enfermedades debe comenzar en las etapas más tempranas de nuestra vida, desde la infancia.

La práctica del ejercicio constante es un elemento importante de la prevención. Fue durante mi niñez que nació en mí un gran interés por practicar el ejercicio. Mi motivación cuando era pequeña con respecto al ejercicio era el de mantenerme en buena condición y obtener más energía para hacer mis tareas escolares.

Otro elemento importante de la prevención es la alimentación. Si queremos evitar las enfermedades, es indispensable que tengamos el hábito de hacer las tres comidas (desayuno, comida y cena). Hacer como mínimo estas tres comidas diarias automáticamente, es algo fácil para así dedicarle más esfuerzo a otras metas de la rutina diaria sin perder el control de lo que ingerimos durante el día.

3. Tomar la decisión de hacer ejercicio.

Durante mi niñez mi pensamiento no asociaba la práctica del ejercicio con el beneficio de la salud per se. Pensaba que el hacer ejercicio me ayudaba a obtener el cuerpo musculoso que yo veía en los grandes atletas de las olimpiadas. Me causaba una emoción indescriptible el ver los triunfos de los deportistas y vivía de manera casi personal las historias de las grandes personalidades de la gimnasia. Ellas me inspiraban a participar en actividades deportivas durante mis primeros años escolares. También tuve compañeras en la escuela que eran muy buenas practicando deportes y para mí eran un ejemplo a seguir. Los deportes que siempre participaba eran voleibol y basquetbol pero también llegué a practicar tiro de bala y disco.

Estas son algunas de las razones por las que me sentía motivada a seguir con la disciplina del ejercicio pero al mismo tiempo empezaron a crearme una conciencia de la influencia que tiene en el buen funcionamiento de mi cuerpo a todos los niveles.

El seguir una auto-disciplina dirigida hacia el ejercicio me creaba una emoción que al mismo tiempo me daba felicidad y me hacía sentir muy bien. Es hasta ahora que entiendo que esto se debe a los cambios químicos que provoca el ejercicio en mi cuerpo y mente: modifica la estructura de mis células y sus funciones de manera favorable. El hacer ejercicio me da una sensación de paz, alegría y al mismo tiempo, mis células están recibiendo lo que les gusta: oxígeno. Las células necesitan oxígeno para funcionar efectivamente y aprovechar mejor los nutrientes de los alimentos en forma de energía. Cuando corro en mi caminadora, uso mi bicicleta estacionaria o termino de hacer mis rutinas de ejercicio obtengo una sensación que la comparo con mis logros académicos: siento que soy acreedora de un talento que me pertenece y que además me hace feliz.

El cuerpo es un conjunto de millones de células que cuando nos ejercitamos, como regalo nos hacen sentir nada más ni nada menos que ¡vivos! Ese al que llamamos metabolismo nos agradece cuando ejercitamos nuestro cuerpo. Nuestro metabolismo* se acelera aprovechando mejor los alimentos como energía en lugar de almacenar lo que comemos en forma de grasa. Al hacer ejercicio nuestro cuerpo secreta sustancias que nos hacen sentir relajados pues nos liberan del estrés. La fatiga desaparece ya que las células se fortalecen y nosotros recibimos ese macro mensaje. Levantarme por las mañanas para hacer ejercicio me da energía suficiente para lograr un día sin parar. La práctica del ejercicio al menos 4 veces por semana es uno de los factores más importantes que me ayuda a regular mi colesterol malo, el cual por genética lo produzco de manera natural más de lo normal.

El iniciar el hábito del ejercicio, el cual es universal y científicamente declarado como una de las principales fuentes de beneficio para la salud, es cuestión de tener objetivos reales de acuerdo a las preferencias, necesidades y tiempo de cada persona. Puede ser al aire libre, en el hogar o en un gimnasio. Al aire libre se puede caminar, correr, montar bicicleta, entre otros. He practicado diferentes tipos de ejercicio a lo largo de mi vida. El brincar la cuerda era una de mis opciones predilectas cuando estaba en la secundaria.

Correr por la playa o subir y bajar escaleras era uno de mis ejercicios favoritos cuando estaba en la preparatoria y la universidad. Cuando estaba en mis veintes y al inicio de mis treintas me ejercitaba en el gimnasio, practicaba yoga, montaba bicicleta y corría. Desde que nació mi hija decidí hacer ejercicio en mi casa usando mi caminadora o mi bicicleta estacionaria y también practico yoga. Me fascina hacer ejercicio en la caminadora y al mismo tiempo ver mis programas preferidos.

Para ser efectivos en la disciplina del ejercicio es importante encontrar un ambiente apropiado. Esto nos ayudará a perseverar en nuestro propósito de practicar el ejercicio que elijamos. Para mi marido es más agradable correr al aire libre que hacerlo en nuestra caminadora por ejemplo. Una de mis mejores amigas decidió ir al gimnasio con sus niñas, ellas se van a la guardería del lugar mientras mi amiga se ejercita. Para algunas personas es motivador ir al gimnasio pues cuando sienten que ya no pueden más, el ver a los demás estimula el deseo de seguir hasta el final una rutina de ejercicios.

Siempre he sido una apasionada del ejercicio, ejercitarme por 4 días a la semana, por lo menos, por un lapso de una hora diariamente era mi pasión pero un día decidí no hacer ejercicio y esto se extendió a dos semanas. No me sentía con motivación para hacerlo. Analicé por qué me pasaba eso si la práctica del ejercicio la realizo en automático como un hábito bien cultivado. Descubrí que mi pasión por hacer ejercicio en los últimos años estaba ligada a usar mi caminadora viendo mis programas preferidos. Hacia ejercicio en la tarde, casi de noche, a esa hora no había en la televisión ninguno de mis programas favoritos y ya no tenía una caja que los grabara. Decidí recontratar la caja de cable y así empecé hacer otra vez mis ejercicios rutinarios en la caminadora. Ya teniendo en mente que vería y escucharía mi programa favorito al momento de hacer ejercicio me estimuló para seguir con esta disciplina desarrollada por décadas.

El proceso de aprendizaje de nuestra mente es mejor cuando hemos practicado una conducta una y otra vez durante un periodo de tiempo: entonces lo hemos convertido en un hábito. Este es el acto de hacer algo por un periodo de tiempo hasta hacerlo en automático. La práctica del ejercicio, se puede realizar según lo planeemos a nuestra conveniencia y nuestras necesidades.

Hago ejercicio con el propósito de mejorar no solamente mi metabolismo, sino de quemar grasa y al mismo tiempo conservar músculo. En realidad el músculo es esencial para quemar grasa aún después de hacer ejercicio. Cuando se hace ejercicio de pesas por ejemplo, nuestro cuerpo sigue quemando grasa aún después de terminar con esta rutina. Las células se vuelven más sensibles a la insulina y aprovechan mejor los alimentos al transformarlos más eficientemente en forma de energía en lugar de almacenarlos en forma de grasa.

Recuerda que es muy importante consultar a tu doctor antes de empezar un régimen de ejercicios pero sobre todo si ya se ha detectado alguna condición física como la presión alta.

*Metabolismo: Conjunto de reacciones bioquímicas que efectúan las células de los seres vivos para descomponer y asimilar los alimentos y sustancias que reciben del exterior. Es así como obtenemos la energía y todos los demás beneficios al alimentarnos y al hacer ejercicio.

4. Calculando el ritmo cardiaco.

Si nuestro objetivo al hacer ejercicio es el de quemar grasa, debemos controlar el hacerlo en el rango apropiado. Alternando 3 minutos caminando y 3 minutos trotando o corriendo. Al hacer esto, bajas tu pulso dando al músculo tiempo suficiente para quemar grasa. De otra manera si no se baja el ritmo cardiaco, el músculo utiliza como energía el azúcar que se encuentra almacenada en él y en el hígado. Esto evita que cumplamos con el objetivo de quemar grasa.

Tal vez ustedes estarán pensando: pero ¿cómo sé cuál es el rango de ritmo cardiaco adecuado para mí? Lo puedes calcular con las siguientes fórmulas:

Caminando	Trotando o corriendo
220– edad (0.60)= ritmo cardiaco	220 –edad (0.75) = ritmo cardiaco

El ejercicio hace crecer nuestro músculo y el músculo sigue quemando calorías aún durante el tiempo que no hacemos ejercicio. Las células se vuelven más sensibles a la insulina, lo que permite que las membranas celulares transporten los nutrientes al interior de las células para transformarlos en energía.

Recuerda que es recomendable consultar a un doctor antes de empezar a hacer ejercicio si no se ha practicado antes.

5. La capacidad de nuestra mente.

Nuestra mente tiene la capacidad de hacer un cambio cuando nosotros tomamos la decisión de iniciar algo nuevo pero también la mente crea una resistencia natural a los cambios. Es por eso que al iniciar un cambio en nuestra mente y consecuentemente en nuestro comportamiento, lo debemos de hacer paso a paso. Es parte de la adaptación de los procesos celulares a nivel de estructura y funcionamiento. Ciertamente no podemos cambiar nuestro ADN pero sí su expresión. El resultado de investigaciones, confirma que el mejorar la alimentación y hacer ejercicio impacta de manera positiva en la salud y cambia la expresión de nuestros genes más no su estructura.

Nuestro ADN es una combinación de proteínas que reaccionan a su medio ambiente, es decir, cuando hacemos ejercicio nuestras células transportan de manera más eficiente los nutrientes hacia su interior y producen las calorías necesarias para los procesos biológicos y químicos de nuestro organismo.

Al cuerpo le gusta lo que le hace sentir bien y se identifica con lo que es natural para el mismo. Nuestros antecesores se dedicaron a buscar el alimento caminando o corriendo durante miles de años. Nuestras células tienen memoria y esa huella o rastro de haber hecho ese tipo de ejercicio para conseguir alimento lo tienen todavía registrado nuestros genes.

6. Dejar de comer cuando ya estamos satisfechos.

¿Por qué nos resulta difícil dejar de comer cuando ya estamos satisfechos?

¿Por qué es tan difícil dejar de comer cuando estamos saboreando nuestro platillo favorito en compañía de nuestros amigos? Cuando mi hija era más pequeña se emocionaba cuando le cocinaba su comida favorita y me decía "mami sírveme más". Yo le servía más, aún antes de que ella empezara a comer, pensaba que se lo iba a comer todo pues creía que me lo pedía porque tenía hambre ¡error! Me di cuenta que no se terminaba lo que le servía, por lo que decidí que sólo le daría una porción apropiada. Cuando me decía: "mami me diste poquito" yo le decía: "si te lo terminas te daré más". Fue la mejor manera de educar a mi hijita, ella sabe que sólo debe ingerir los alimentos mientras sienta hambre. Hoy en día ella misma me repite que termina de comer cuando ya no tiene hambre.

Es muy común que las mamás (o por lo menos mi mamá si lo hacía) le digan a sus hijos: "cómete todo porque hay muchos niños en el mundo que desearían comer esto y tú lo estás dejando casi toda". Yo me sentía culpable si no lograba terminar mi comida. Esta es otra razón por la cual decidí no hacerlo de esa manera con mi hija. Decidí enseñarle a sentirse cómoda comiendo lo que tiene que comer y nada más. No la obligué a comer el resto de su plato cuando ya había tomado la decisión de que ya no tenía hambre, por lo mismo solo le servía lo que, a mi juicio, ella era capaz de comer.

Hablando con una buena amiga acerca de cómo controlar su menopausia, ella me comentó que algo que estaba tratando de controlar era no comer demás cuando ya estaba satisfecha y eso le estaba ayudando a sentirse mejor. Cuando ya no tenemos hambre, nuestro cuerpo le manda este mensaje al cerebro. Tenemos nuestro propio control de manera natural, solamente debemos escuchar atentamente a nuestro cuerpo para así poder parar de comer.

La combinación de los alimentos es lo que nos ayuda a controlar nuestro apetito. Si en cada comida (desayuno, comida y cena) combinamos los carbohidratos, proteínas y grasas en cantidades apropiadas, recibiremos enormes beneficios en nuestro cuerpo: satisfacción, mejor regeneración celular, más energía, mejor funcionamiento y la capacidad de nuestro sistema inmune para protegernos de enfermedades. De aquí es donde viene la importancia de conocer los alimentos que debemos comer y cómo combinarlos.

Algunos alimentos como las papas fritas, ¡son difíciles de dejar de comer! ¿Porque? La combinación de carbohidratos (papas) y grasas (el aceite que fue usado y reusado para freírlas) hace que nuestro cerebro no reciba el mensaje de que debemos parar de comer. Un día después de prepararle el desayuno a mi hija le dije: "Hijita comete tu taquito de frijoles con queso" (queso feta bajo en grasa con tortilla de trigo integral). Lo que ella me contestó me hizo sentir orgullosa: Mira mami, yo voy a comer hasta que ya no tenga hambre." Eso significaba que la probabilidad de que se comiera todo el taco era muy, pero muy poca. Pues su licuado (una cucharada de avena sin cocinar, arándanos, banana, fresa, linaza molida y un poco de jugo de naranja) a lo mejor no le dejaría espacio para comerse todo el taco.

7. El poder del agua.

Un día estaba en una junta de trabajo y traía mi garrafón gigante lleno de agua. Alguien me preguntó: "¿es café?" le parecía increíble que yo tomara tanta agua. No lo es tan increíble para nuestro cuerpo pues necesitamos más o menos 8 vasos de agua al día para mantenerlo en buen funcionamiento. El agua es más que indispensable para el cuerpo, estamos formados principalmente por agua. Si analizamos la forma de las células es fácil pensar que flotan en un ambiente líquido con una base de agua.

El agua es un elemento esencial para nuestro organismo. Nos ayuda a eliminar toxinas y grasas. El hábito de tomar agua siempre me ha acompañado, porque crecí en una región húmeda y con temperaturas altas. Mi padre trabajaba en una compañía de refrescos, pero esa bebida era lo que menos tomábamos en mi casa. Mi madre hacía limonada o preparaba una bebida de alguna fruta como guanábana, limón, guayaba o naranja. Debido al clima tan caluroso esas bebidas de "aguas frescas" –como le llamamos en mí ciudad natal– y el agua natural eran las que realmente me ayudaban a quitar la sed. Así es como creé el hábito de tomar agua todo el tiempo. Cuando mi hijita me pide jugo y me dice: "Tengo sed, ¿me das jugo? "Le digo que si tiene sed lo mejor es el agua pues el azúcar del jugo solo provoca que aumente la sensación de tener más sed.

El agua forma parte de aproximadamente el 60% del peso de nuestro cuerpo. Es de mucho beneficio para nuestro cuerpo el tomar dos tazas de agua tibia en ayunas. He aquí la explicación del porqué: el agua tibia o caliente limpia y emulsiona mejor las impurezas del estómago y los intestinos, ¡hasta nos ayuda a evacuar mejor!   Si quieres ayudar al cuerpo a mover tu tracto digestivo y lograr la evacuación -estando o no estreñido- solo toma de uno a dos vasos de agua tibia en ayunas y eso te ayudará a evacuar el estómago. También el agua tibia en el estómago es compatible con la temperatura interna del cuerpo, preparando el estómago para recibir las vitaminas y minerales que provienen del desayuno. Es decir, todos los órganos comienzan a trabajar como los riñones por ejemplo y el cuerpo empieza a limpiarse desde tempranito por medio de los intestinos y los riñones.

Tomar agua durante el día ayuda a que todos los procesos celulares de nuestro cuerpo se realicen de manera efectiva. El beber agua en general es vital para todas las funciones intra e inter celulares en nuestro cuerpo. Así que… a tomar más agua. Por lo menos durante la mañana y temprano en la tarde porque al tomar agua en la noche esto provoca la necesidad de ir al baño estando dormida y que flojera levantarse para eso, además se va el sueño.

El agua es indispensable para el funcionamiento favorable de nuestro cuerpo y sobre todo se debe ingerir más cuando se hace ejercicio, cuando se sigue un plan alimenticio, en clima caluroso o si tienes fiebre ya que el agua ayuda a eliminar todas las toxinas u otras sustancias que están afectando al cuerpo. Además, el agua es excelente para calmar el hambre entre comidas o antes del siguiente snack o refrigerio. Te ayuda a sentir el estómago lleno por lo que la sensación de estar hambriento muy probablemente disminuirá.

8. ¿Qué es la cafeína?

El desayuno fue siempre un momento de reunión con mi familia. Mi mamá se esmeraba siempre por darnos una combinación adecuada de energía: proteínas (huevos con salchicha o jamón), grasa (aceite vegetal), carbohidratos (tortillas) y omega 3 (frijoles refritos, los cuales además aportan un gran porcentaje de carbohidratos). Todo esto acompañado de un delicioso café con leche. Era el café instantáneo lo que normalmente mi mamá nos daba con el desayuno desde que yo era chica.

Después de cumplir 17 años, me fui a vivir a otra ciudad para estudiar la carrera de biología no recuerdo tomar mucho café por las mañanas. Tomaba más café por las noches si necesitaba desvelarme para estudiar, pero fue hasta cuando tenía más o menos 25 años que me interesé por tomar café de grano. La cafeína se encuentra en el café y otras bebidas como el té o en algunos refrescos. El café se encuentra en dos formas: instantáneo y en grano. En cualquier de estas formas, el café, puede ser descafeinado o regular.

La cafeína contribuye a la producción de insulina que a su vez provoca que los carbohidratos de los alimentos puedan ser transportados en forma de glucosa al interior de la célula y así poder ser transformados en energía. Cuando hay exceso de glucosa en el cuerpo, esta no puede ser utilizada en forma de energía almacenándose en forma de grasa. Cuando ingerimos muchos alimentos con cafeína y los combinamos con el exceso de carbohidratos, el proceso de trasformar los alimentos en energía se vuelven más lento. Las células se saturan en sus paredes de macronutrientes los cuales no pueden entrar fácilmente a su interior para transformarse en forma de energía.

Cuando se consume café hay que tomar mucho más agua de lo normal. El café, si se consume en exceso, puede impedir la absorción correcta de calcio en el organismo. El calcio es importante no sólo para la formación de los huesos sino para quemar grasa. El día que tomo poco café o reduzco mi consumo de bebidas con cafeína y además tomo mucha agua, ese día termino sintiéndome con muchísima energía y puedo dormir mejor. Añadirle barras de canela al papel filtro cuando se prepara el café de grano no sólo le da un sabor muy agradable a canela. Esta ayuda a que las membranas celulares tengan más sensibilidad a la insulina y se aprovechan mejor los macronutrientes.

9. Antecedentes genéticos.

"No ignores la genética, mientras más pronto la reconozcas será mucho mejor."

La genética es algo que no se puede cambiar, los genes son parte esencial para la vida de nuestras células. Venimos de dos células: una de nuestra madre y otra de nuestro padre. De la unión de estas dos células se definen las funciones de nuestro cuerpo, así como las enfermedades que probablemente pudiéramos heredar o manifestar en nuestra vida. Enfermedades que pueden ser cardiovasculares, mentales, diabetes, cáncer entre otras que nuestros padres o sus familiares en la línea ascendente hayan experimentado.

Los mensajes que nuestras células envían para poder mantener funcionando nuestro cuerpo a nivel integral pueden ser influidos por nosotros. Por ejemplo, en mi caso, mi padre padece de diabetes. Lo mejor es que yo haga todo lo posible por evitar que esos genes no se manifiesten. Hacer ejercicio y tener una alimentación sana puede evitar que "despierten" los genes no gratos.

Nuestro cuerpo está formado por millones de células que a su vez están interconectadas y se pueden ayudar entre sí, si están sanas, pero también se pueden perjudicar si no las alimentamos correctamente. El ver nuestro cuerpo como una "gran célula" nos ayuda a comprender que todo lo que hagamos o dejemos de hacer afecta su bienestar.

Ha sido una constante en mi vida la existencia de personas que han vivido hasta los sesenta y ochenta años. En el primer caso varios familiares por parte de mi mamá, incluyendo mi abuelita paterna, murieron en sus sesentas. En el segundo caso, mi abuelita paterna murió después de los ochenta años. ¿Cuáles son los genes dominantes en mi cuerpo? ¿Los de mi familia materna o los de mi familia paterna? No lo sé, pero lo más seguro es que heredé de las dos familias. La mitad de nuestras células provienen de dos diferentes y originales fuentes: 50% mamá y 50% papá. Los genes son la base del funcionamiento del cuerpo y todos sus procesos, desde el más sencillo hasta el más complejo.

Algunas veces los antecedentes familiares muestran algún tipo de un problema de salud: cardiovascular, del corazón, diabetes, cáncer, tendencia al sobrepeso, etc. El medio ambiente y nuestra forma de vida influyen en la probabilidad de despertar estos genes dormidos. Si vienes de una familia donde hay sobrepeso es muy probablemente que tú tengas esa tendencia también.

El hábito del ejercicio ayuda a que la memoria de las células no funcione y sigan un patrón de buen funcionamiento en el cuerpo en lugar de seguir la información original incluida en los genes. Lo más importante es que conozcas los alimentos que favorecen el balance químico adecuado de nuestro cuerpo. Tenía quince años cuando por primera vez leí un primer libro de cómo mejorar la alimentación y lo que más me fascinaba era la lista de recetas y alimentos que podía comer para no solo mantener mi peso sino estar más saludable.

El consumir sin medida los alimentos como carbohidratos refinados (pasta, pan, postres, algunos cereales, etc.) y grasas saturadas (productos como la carne, el pollo o puerco) disminuyen la capacidad de las células para aprovechar mejor la comida en forma de energía. Los receptores de la insulina que se encuentran afuera de la pared celular son menos sensibles a dicha insulina y por lo tanto esta NO puede transportar los macronutrientes al interior de la célula.

Siempre puse atención al hecho de que mi abuelita materna tenía sobrepeso y yo trataba de entender las razones por las cuales ella estaba así. Yo veía y hasta participaba de la alimentación que tenían mi abuelito y ella. Era una dieta básica de frijoles, arroz, tortilla, poca carne, poco pollo y aceite de cocina de origen vegetal. Posiblemente era una combinación de factores los que ocasionaron que mi abuelita tuviera sobrepeso: sus embarazos (que fueron muchos), la falta de ejercicio y el no seguir una dieta balanceada. Pensaba constantemente en la idea de que yo no quería tener sobrepeso. Me visualicé a esa edad sin ese problema y el que no estaría así cuando yo tuviera la edad de mi adorada abuelita. Ella estaba a los principios de sus sesentas cuando le dio una embolia cerebral que le paralizó una parte de su cuerpo. Ella también tenía mala circulación y presión alta, probablemente originada por su sobrepeso. Mi madre murió por la misma razón: una embolia cerebral que le privó de la vida cuando apenas tenía 61 años. Estas dos razones tan poderosas han contribuido para que mi estímulo por hacer ejercicio no decaiga manteniéndome constante en ese hábito cultivado por mucho tiempo. No existe exageración cuando se trata de llevar una dieta saludable y hacer ejercicio.

10. Chequeos médicos de rutina.

Es recomendable no esperar a estar enfermos para visitar al doctor y solicitar un chequeo general para conocer nuestros niveles bioquímicos de colesterol, glucosa y otros elementos importantes que nos dan una idea nuestra salud en general. En la siguiente tabla menciono algunos exámenes de laboratorio que nos proporcionan esta información:

Examen
Colesterol (Total)
Triglicéridos
Colesterol HDL (bueno)
Colesterol LDL (malo)
Astartato-aminotranferasa (AST)
Alanino-Aminotransferasa (ALT)

Colesterol (Total): Las membranas celulares están formadas en gran parte por esta grasa, ayuda a la producción de algunas hormonas y la Vitamina D. El colesterol es necesario para el cuerpo y es un problema tenerlo elevado.

Triglicéridos: Son grasas que provienen de los alimentos y que se depositan principalmente en el hígado cuando están elevados.

Colesterol HDL (bueno): Una de las funciones de este colesterol llamado bueno es el de evitar que el colesterol malo se acumule y se pegue en las paredes de las arterias.

Colesterol LDL (malo): Se le dice malo porque puede provocar problemas cardiovasculares cuando se encuentra arriba de los niveles normales. Cuando este colesterol está de más o sobra después de ayudar a formar las membranas celulares se puede depositar en el tejido del corazón y/o en las arterias obstruyendo el paso de la sangre, lo cual puede provocar un infarto al corazón, una embolia o derrame cerebral.

Astartato-aminotranferasa (AST) y Alanino-Aminotransferasa (ALT): Son enzimas presentes en diferentes órganos. Estas enzimas al estar elevadas pueden indicar daños o alteraciones en el hígado. Otro factor que puede elevar los niveles de estas enzimas es el exagerado consumo de vitaminas u otros suplementos alimenticios.

11. Los macronutrientes.

Los macronutrientes son importantes para sobrevivir. Nuestro cuerpo es capaz de funcionar gracias a ellos y se encuentran en los alimentos que consumimos. Los macronutrientes son tres: carbohidratos, grasas y proteínas.

a. Los carbohidratos

Los carbohidratos son la principal gasolina del cerebro y los músculos. Se empiezan a digerir en la boca por medio de una enzima llamada amilasa. Los carbohidratos provienen de alimentos como las frutas, verduras, granos enteros del trigo, pastas, alimentos preparados con harina, etcétera.

La fibra constituye la cascara de las frutas y verduras es recomendable lavar muy bien estos alimentos antes de consumirlos. La mayoría de las verduras contienen fibra, son bajos en azúcar natural, liberan poco a poco la glucosa cuando llegan a la sangre después de la digestión, para ser transportada lentamente al cerebro y otras partes del cuerpo. Ejemplo de estas verduras son la lechuga, cebollas, calabacitas, champiñones, nopales, rábanos, coliflor, y brócoli. La glucosa es el principal combustible del cerebro y lo toma conforme va necesitando, permitiéndole al cuerpo no sentir hambre entre comidas.

Al momento de consumir la mayoría de las frutas y algunas verduras (elote, zanahoria, camote y papa), es importante considerar que tienen carbohidratos en mayor cantidad por lo cual debemos combinarlas adecuadamente y no consumirlas en exceso. Estas frutas y verduras al contener muchos carbohidratos, liberan mucha glucosa la cual llega rápidamente a la sangre. Después de abastecer al cerebro y al músculo, los carbohidratos en exceso transformados en glucosa por la digestión, se almacenan en forma de grasa si no practicamos ejercicio. Algunos ejemplos de estas frutas y verduras son el plátano, mango, naranja, piña, papa, elote y zanahoria.

Carbohidratos (en porcentaje elevado)	Aceites y ácidos grasos	Proteínas	Verduras (porcentaje mayor de fibra que carbohidratos)
Cereal	Aceite de oliva	Salmón	Apio
Galletas	Aceite de oliva extra virgen	Sardinas	Lechuga
Pastas	Aceite de canola	Atún	Acelgas
Tostadas	Aceite de linaza	Pargo	Espinacas
Tortillas	Aceite de soya	Huachinango	Nopal
Pan	Aceitunas	Mojarra	Brócoli
Avena	Aguacate	Sierra	Calabacita
Frijoles y chícharos	Almendras		Cebolla
Elote	Crema	*Mariscos:* Calamar, camarón, langosta, ostión, pulpo.	Pimiento
*Frutas	Mayonesa	Huevos enteros o la clara.	Rábano

Chocolates		Jamón	Repollo
Habas		Pechuga de pavo	Tomate
Lentejas		Salchicha de pavo	Jitomate
Papa			Champiñones
Camote			Jícama
Zanahoria			Pepino
Refrescos			Coliflor
Arroz			espárragos
Leche y yogurt			
Azúcar y productos elaborados con harina			
Jugos naturales o artificiales, miel.			

También tienen bastantes carbohidratos los alimentos preparados con harinas como el pan dulce, galletas, pasteles, pudines, pastas, pan blanco, y la misma azúcar de mesa en todas sus versiones (refinada y morena). Algunos productos lácteos y jugos contienen carbohidratos como principal macronutriente: helados, yogurt, jugos de naranja natural y envasados. Al consumir estos alimentos en exceso hay que considerar el efecto negativo que generan en nuestro cuerpo al almacenarse en forma de grasa.

Si comes carbohidratos en forma de pan por ejemplo, es bueno combinarlos con aceite de oliva, así se empezarán a digerir lentamente y la glucosa se va absorbiendo poco a poco en la sangre al estar combinada con el aceite de oliva. Los carbohidratos procesados con harinas, miel, gelatinas, y azúcar se absorben inmediatamente desde la boca hacia la sangre en forma de glucosa cuando se consumen sin combinarlos con otros grupos de alimentos como grasas (por ejemplo; aceite de oliva, el aguacate, y mantequilla) y proteínas (ejemplo, pollo o pescado). La cuestión es que el hígado manda un mensaje para convertir la glucosa extra en grasa, al no usarse esta glucosa de manera inmediata en energía.

Los carbohidratos que favorecen para que la glucosa de los alimentos se transforme mejor en energía en el cuerpo son los que tienen mucha fibra: empezando por las frutas y verduras, frijoles, lentejas, tortillas, cereales sobre todo integrales.

b. Las grasas

Las grasas tienen una función importante en el organismo. Forman parte de las membranas celulares, hormonas (A, D, E y K) y enzimas que ayudan a lograr el óptimo balance químico de nuestro cuerpo. Las grasas participan activamente en el comportamiento fisiológico de los órganos del cuerpo en general. Son como los engranes de una maquinaria: corazón, estómago, cerebro, hígado, riñones y hasta nuestros órganos sexuales.

Nuestro cerebro está formado en su mayor parte por grasas ¡aproximadamente 60 %! Esto nos da una idea de lo importante que son las grasas para el buen funcionamiento de los procesos mentales y físicos, pues es el cerebro el que envía las señales necesarias para poner en marcha la maquinaria de nuestro organismo. Las grasas también nos ayudan a tener una piel más lúcida y resplandeciente. Otro de sus beneficios más importantes es que ayudarán a que nuestros intestinos puedan desplazar mejor las heces.

Una de las grasas existentes en el cuerpo es la leptina, esta avisa al cerebro cuando estamos satisfechos al comer. Una buena combinación de carbohidratos, grasas y proteínas activa la leptina para evitar el comer de más. También se forman las lipoproteínas llamadas: colesterol bueno (alta densidad: HDL) y el colesterol malo (baja densidad: LDL).

El cuerpo tiene la capacidad de producir colesterol bueno y malo. Al colesterol malo se le llama así porque cuando está en exceso se deposita en las arterias y puede provocar problemas cardiovasculares. El colesterol bueno tiene la función principal de recoger colesterol malo acumulado en el cuerpo. Para aumentar el colesterol bueno es necesaria la práctica del ejercicio y una alimentación donde se consuman aceite de oliva, nueces o almendras (con moderación) y pescados (como el salmón y sardinas). Una reducción de los límites deseables en el colesterol total tampoco es buena. Los límites deseables del colesterol total son:

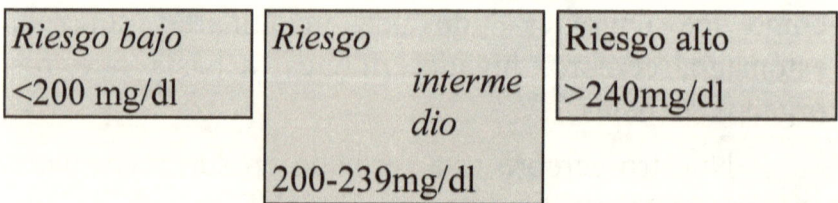

Riesgo bajo	Riesgo intermedio	Riesgo alto
<200 mg/dl	200-239mg/dl	>240mg/dl

¡Son tan ricos los tacos de cabeza! Claro, están deliciosos porque están repletos de grasa: La grasa llama para que comamos más grasa. Ciertamente necesitamos de los alimentos que contienen grasa para que todas las funciones de esta pieza maestra de nuestro cuerpo, que es el cerebro, funcione efectivamente pero necesitamos cuidar la calidad de grasa que ingerimos.

"Amo la grasa porque amo mi mente que me ayuda a pensar, y yo pienso mucho", le dije a una persona en una comida en la que estaba disfrutando de unos quesos deliciosos con una fabada única. No es la grasa la que nos hace engordar sino la calidad y la cantidad de esa grasa que nos comemos. Las grasas buenas o no saturadas como el Omega 3, y 6 que encontramos en las sardinas y salmón (Omega 3), o en el aceite de oliva y el aguacate (Omega 6) ayudan a disminuir las grasas dañinas (colesterol malo) y disminuyen la presión arterial alta (cuando se padece este problema) al limpiar las arterias. Este tipo de grasas no saturadas al llegar al torrente sanguíneo van recogiendo al colesterol malo y disminuyen los posibles coágulos que se puedan formar en la sangre.

Una combinación que ayuda a que nuestro estómago avise más rápido al cerebro que ya no tenemos hambre podría ser: atún con aguacate y elote (grasa vegetal o grasa no saturada), pollo cocinado con aceite de oliva o pollo a la parrilla y con una ensalada a la vinagreta (aceite de oliva y una cucharada de vinagre de manzana). El vinagre en combinación con los carbohidratos de la ensalada (como elote y zanahorias) y la grasa del aceite de oliva entra en combinación disminuyen el ritmo de la digestión. Esto permite que nos sintamos satisfechos más rápidamente, que la comida se vaya digiriendo lentamente y no nos de hambre antes de la próxima comida o snack.

c. Las proteínas

Las proteínas son necesarias para la construcción de las células de nuestro cuerpo. Nuestras células mueren constantemente para regenerarse, sino fuera así todos tendríamos cáncer. También fortalecen el sistema nervioso y todos los tejidos del organismo. Las proteínas se desglosan en aminoácidos y el hígado las usa para construir tejidos como el músculo, pero si las consumimos en exceso y no hacemos ejercicio, estos aminoácidos se depositan en células grasas en forma de grasa.

La combinación en cada comida de proteína (carne, pollo, pescado, o tofu), fibra (verduras), carbohidratos (arroz, frijoles, tortilla o pan), un poco de grasas (aceite de oliva) y el tomar agua ayuda a que la sensación de estar lleno aparezca más rápidamente. Esta combinación le permite a tu cuerpo y al cerebro abastecerse de energía mientras llega la próxima comida del día o snack.

Un snack debe contener proteínas, fibra en altas cantidades y pocos carbohidratos. Es necesario incluir los carbohidratos que provienen de frutas y verduras pues el cerebro usa la glucosa de los carbohidratos como combustible y no las proteínas.

Un día de vacaciones, se me antojaron muchísimo unas galletas con leche. Había desayunado 3 rebanadas de jamón con un yogurt y nueces tostadas. Habían pasado como tres horas después de mi desayuno, estaba en un descanso viendo en la tele unos pastelitos que se veían exquisitos pero razoné lo siguiente: "Si me como las galletas voy a comer pura azúcar, nada de proteína y volveré a tener hambre muy pronto". Después pensé:

Bueno, tengo pollo parmesano y unas verduras preparadas del día anterior, así que esto comeré". Después de comer eso, desapareció el deseo de comer galletas.

El exceso de proteínas en nuestra alimentación y la falta de carbohidratos le permiten al cerebro obtener su energía de estas proteínas pero ese proceso deshidrata a todo el organismo ya que usa mucha agua al metabolizar las proteínas sin la presencia de carbohidratos.

12. Balance químico corporal.

Uno de los elementos más importantes y básicos en el proceso de lograr mantenernos sanos y prevenir enfermedades es el de conocer los principales grupos de macronutrientes en los alimentos (grasas, proteínas y carbohidratos) mencionados en el punto anterior, y que favorecen el balance químico del cuerpo. Esto es mucho más importante que vivir obsesionados con la cantidad de calorías que necesitamos para vivir. Nada mejor para el paladar y nuestro metabolismo como el aprender a combinar los alimentos de manera balanceada disminuyendo el consumo de grasas saturadas (grasas en los quesos y carnes rojas) y sustituyéndolas por grasas no saturadas como aceite de oliva, aguacate o nueces. Esta práctica le proporciona al estómago la satisfacción y los nutrientes necesarios para mantenerse sin hambre y saludables. Un claro ejemplo de las porciones de comida que necesitamos para tener un plato balanceado puede ser: dos cuartas partes de nuestro plato deben ser verduras (lechuga, nopales, brócoli, champiñones, etc.), una cuarta parte debe estar compuesta por uno o dos carbohidratos (tortilla, arroz, etc.) y otra cuarta parte por proteínas. Recomiendo medirlas, deben ser del tamaño de la palma una mano (pollo, pavo, pescado, carne, queso, jamón de pavo, tofu).

El ingerir una combinación de estos alimentos en proporciones adecuadas beneficia nuestras células al obtener mayor sensibilidad a la insulina y así facilitar la transformación de glucosa y resto de los nutrientes en energía.

Nuestro cuerpo se mantiene en movimiento internamente todo el tiempo (24/7), aunque estemos dormidos. El consumo desmedido de alimentos no saludables para el cuerpo (como pastas, postres, "miel de maple", galletas, etc.) incrementa en el cuerpo el problema de "resistencia" a la insulina. Lo que significa que la glucosa que proviene de estos alimentos se almacena en forma de grasa en lugar de usarse para producir energía.

Fibra.: Verduras, repetir: ensalada, lechuga o espinacas, broccoli, nopales, champiñones, tomate, cebolla, champiñones, pepino, jícama, coliflor. *Grasas, sin repetir*: **Una cucharada**: aderezo de aceite de olive extra virgen, mostaza, vinagre de manzana, chile de árbol o aguacate en lugar	*Proteínas (una porción sin repetir)*: Pescado (salmón, atún, sardinas, pollo, *Carbohidratos*: *una* o dos porciones sin repetir de: ej. Arroz, pan o tortilla o pan, espagueti.

Para mantener una alimentación saludable necesitamos incluir diariamente más frutas, verduras, pollo sin la piel, pescado (ej. salmón o atún), menos carnes rojas, más agua, y por supuesto más fibra. La fibra incluida en las frutas y las verduras no le añaden calorías -o casi nada de calorías- a nuestro cuerpo y le proporcionan bastantes beneficios. La fibra proveniente de las frutas y verduras nos pueden ayudar a prevenir el cáncer de colón al facilitar el movimiento gastrointestinal. También ayuda a que durante la digestión, la glucosa, proveniente de los alimentos con carbohidratos, llegue lentamente al cerebro y no nos de hambre entre las comidas. Una manzana como snack permite al cerebro recibir la glucosa lentamente y no estar tan hambrientos en la próxima comida. Es mejor comerla con la cáscara pues es ahí donde está la fibra. Esta fibra hace que el azúcar natural de la manzana se libere lentamente al entrar en el proceso de la digestión, primeramente, hacia el cerebro y segundo, hacia el músculo.

El principal combustible del cerebro son los carbohidratos o aquellos alimentos que al entrar en el proceso de la digestión se transforman en glucosa en nuestro cuerpo: las frutas tienen muchos nutrientes naturales que benefician al sistema inmune del cuerpo y los carbohidratos dan la energía a las células del cuerpo empezando por el cerebro y todo músculo del cuerpo. Si no consumimos los alimentos con carbohidratos entonces el cerebro usa el músculo de nuestro cuerpo para abastecerse de la energía que necesita. Esto afecta al músculo de todo el cuerpo: la cara, corazón, piernas, por ejemplo. Mis carbohidratos favoritos son: frutas, tortillas, pan –incluido el pan integral-. Las verduras con alto índice de carbohidratos incluyen las zanahorias, papa, elote, y camote.

Los grupos de macronutrientes provenientes de los alimentos son vitales para nuestro cuerpo: carbohidratos, proteínas, y grasas. Siempre hay que recordar: "Los carbohidratos son la principal fuente de energía para el cerebro. El tener conocimiento de los principales macronutrientes –carbohidratos, proteínas y grasas buenas- y en qué alimentos encontrarlos, siempre me ayuda visualizar lo más óptimo para mi salud al momento de comer o preparar mis comidas. Las ensaladas son parte importante en mi dieta de la semana y preparo mi ensalada con anticipación desde la noche anterior o por la mañana antes de irme a trabajar: un contenedor grande con espinaca, medio pepino rallado o picado y con cáscara –para tener más fibra-, zanahoria picada, un poco de cebolla picada (roja o blanca), champiñones (cuando tengo disponibles), y lista para llevar. Solamente agrego una porción de proteína: atún, pollo, pavo, queso feta, o tofu. Por ultimo añado mi aderezo favorito con aceite de oliva extra virgen. Así tengo diariamente la opción de una comida no solamente saludable y deliciosa sino de preparación rápida.

Existen personas que no les gusta comer lo mismo varios días, para estas personas, quizá el variar los ingredientes de la ensalada puede ayudar a sentir deleite por la comida diaria de orden saludable. Puede alternar pollo a la parrilla, carne y pescado. También puede cambiar las verduras: un día espinacas y otro día lechuga. El aderezo es el toque final pero no menos importante: aceite extra virgen, vinagre de manzana, pimienta molida, mostaza amarilla simple, salsa de soya baja en sodio, y chile cayena.

13. El nutriólogo en nuestra vida.

El nutriólogo es un especialista en el conocimiento de los alimentos y sus beneficios en el cuerpo. Su papel es ayudar a las personas a iniciar un plan alimenticio que les proporcione el más óptimo beneficio desde el punto de vista nutritivo. Es excelente seguir una dieta diseñada por un nutriólogo que ayude a adelgazar –si es necesario- pero que a la vez proporcione el balance efectivo de salud al cuerpo.

Todos deberíamos visitar al nutriólogo por lo menos una vez en la vida. Estas son algunas de las situaciones que nos podrían motivar para visitar y pedir el consejo de un nutriólogo: nuestro deseo es comer más saludable, perder peso o prevenir enfermedades. Una persona muy cercana a mi vida, mi cuñada, visitó a un nutriólogo para poder obtener una dieta y bajar de peso. Después de bajar unos kilos ya no quiso seguir con la dieta porque decía que pasaba hambre. En estos casos lo mejor sería retroalimentar al nutriólogo con esta información para que elabore otra dieta que funcione mejor de acuerdo a nuestras necesidades de la vida diaria. Las mejores dietas son las que incluyen alimentos saludables que normalmente consumimos en nuestra dieta diaria, nos enseña a combinarlos y a comerlos en proporciones adecuadas. Una buena dieta se enfoca en resultados a mediano plazo más que en resultados de la noche a la mañana.

Los nutriólogos son especialistas con capacidad para ayudarnos a bajar de peso: pueden preparar un régimen alimenticio de acuerdo a nuestra forma de vida, actividad física (según el ejercicio que hagamos), constitución física, y nuestra edad. Otros tienen un programa de dietas balanceadas basado en carbohidratos, proteínas, ácidos grasos y la opción de comer muchas verduras bajas en carbohidratos. Si el nutriólogo actual no nos convence, pues a emprender la tarea de encontrar el nutriólogo que nos convenza. Un nutriólogo que nos provea de un plan de alimentación con el que no pasemos hambre y que al mismo tiempo nos proporcione los elementos de nutrición necesarios para que nuestro cuerpo funcione mejor y evite enfermedades. También es importante que nuestro nutriólogo nos ilustre de como el ejercicio es un complemento importante de los alimentos que consumimos diariamente.

Yo misma, nunca pensé que necesitaría consultar a un nutriólogo, pues pensaba que comía con cantidades apropiadas y balanceadas. Hace algunos años una nutrióloga empezó a proporcionar sus pláticas de nutrición, muy breves por cierto, en varios de mis programas de televisión favoritos. Empezó a hablar de lo que debemos de incluir en cada comida de una manera simple pero con sentido. Mencionó los grupos principales de alimento y cómo combinarlos para encontrar un balance de macronutrientes. Explicó tan bien toda esta información que fue suficiente para motivarme a consultarla.

"Estoy yendo a la nutrióloga otra vez, ya perdí 3 kilos y me falta bajar dos kilos más," me dijo una de mis mejores amigas. Se puso a dieta para la celebración de nuestro 25 aniversario de la carrera de biología. Entonces yo le pregunté porque todavía tenía que seguir visitando a la nutrióloga. Ella me contestó: "lo que pasa es que bajo de peso y vuelvo a subir porque voy a muchas reuniones." Uno de los propósitos fundamentales de pedir la ayuda de un nutriólogo es el de aprender a conocer los alimentos y saber cómo combinarlos. Este conocimiento que adquirimos del nutriólogo, debemos de ponerlo en práctica y hacerlo parte de nuestra vida.

14. Relación entre las porciones de alimentos y sus calorías.

Las calorías son la energía que el cuerpo obtiene de los nutrientes contenidos en los alimentos para sobrevivir. Las calorías las usa el cuerpo para protegerse de enfermedades, mantener trabajando al metabolismo y puede ayudarse en situaciones de estrés.

La cantidad de calorías que necesitamos para mantenernos en nuestro peso depende de la edad y de la actividad física que realicemos durante el día.

Para las mujeres:

Edad X 23= necesidad calórica del cuerpo.

Para hombres:

Edad X 25= necesidad calórica del cuerpo.

Si hacemos ejercicio, debemos aumentar las calorías que consumimos. Puede ser que necesitemos consumir 100, 200 o hasta 300 calorías más diariamente.

Es muy importante conocer la cantidad de calorías que proporcionan los macronutrientes por cada gramo:

- Los carbohidratos = 4 calorías por cada gramo.
- Las grasas = 9 calorías por cada gramo.
- Las proteínas = 4 calorías por cada gramo.

La cantidad de carbohidratos que el cuerpo necesita para mantenerse en el peso adecuado es de dos carbohidratos o dos porciones de este macronutriente.

Para perder peso, necesitamos consumir solo una porción de carbohidrato en cada comida para alimentar al cerebro. Si no comemos carbohidratos, nuestro cerebro usa la energía comiéndose nuestro músculo y nuestra piel se empieza a ver arrugada. Si perdemos el músculo del cuerpo, este pierde la capacidad para quemar grasa y por lo tanto calorías. Por ejemplo, en el plato de comida podemos tener una porción de arroz y una rebanada de pan o una tortilla, una porción de proteínas y las verduras con un poco de aceite extra virgen en el aderezo hecho en casa.

Los gramos de proteína aproximados que diariamente necesita nuestro cuerpo pueden variar si se realiza ejercicio corporal (correr, caminar, hacer pesas, etc.):

0.8 gramos de proteína por kilogramos de masa corporal: por ejemplo, si pesas 54 kilos, es recomendable que consumas 43.2 gramos de proteína diariamente.

Fórmula:

0.8 X 54 Kilos= 43.2 gramos de proteína diariamente (aproximadamente, ya que depende de la actividad física).

15. Tablas nutricionales.

En las tablas nutricionales encontramos mucha información de cómo están constituidos los alimentos en términos de grasas, carbohidratos y proteínas.

Estos valores nos ayudan a visualizar el aporte de los alimentos que comemos en términos de macronutrientes, minerales (hierro, calcio y sodio) y vitaminas (vitamina A y C)

Las tablas nutricionales de los alimentos son para que las leamos y las analicemos sin olvidar leer los ingredientes.

Un día mi hijita estaba comiendo unos ositos dulces de goma que le regalo su papá. Al frente de la bolsa decía que eran "libres de azúcar". Busqué el contenido de carbohidratos y no era cero, era un valor bastante elevado por cada ocho gomitas. Después busqué en los ingredientes para encontrar de dónde venían esos carbohidratos si las gomitas no tenían azúcar. Encontré que el componente que incrementaba el valor de los carbohidratos era un tipo de miel maple. Le explique a mi hijita que los carbohidratos que estaba comiendo eran demasiados y que lo que provoca en su cuerpo es que son tantos que no se pueden usar como energía para el cerebro y el músculo. Utilicé su globo terráqueo para explicarle que el exceso de azúcar se acumula en el exterior de las células y se trasforma en grasa. Me miraba muy interesada y miraba al globo terráqueo para analizar la información que le pareció tener sentido. Al leer las etiquetas siempre encontraremos los siguientes elementos:

Grasa Total: Lo más recomendable es que este valor no sea mayor a 3g por porción.

Grasa Saturada: Un alimento bajo de grasas saturadas tiene menos de 1 g por porción.

Grasas no saturadas: Las grasas deben representar entre un 30 y 35 % de las calorías diarias recomendadas: con menos del 10 % proveniente de las grasas saturadas y la diferencia proveniente de las grasas no saturadas.

Colesterol: Un alimento bajo en colesterol tiene menos de 20 mg por porción.

Sodio: Un alimento bajo en sodio tiene 140 mg o menos por porción. El sodio se necesita para retener el agua necesaria que abastece al cuerpo pero en exceso, aumenta la presión arterial.

Carbohidratos:

Fibra Dietaria o dietética: Un alimento considerado una buena fuente de fibra al menos 3g por porción.

Azúcares: Un alimento bajo de azúcares tiene menos de 15g por porción.

Vitamina A: Es importantísima en el factor de crecimiento de los niños, para la visión (especialmente nocturna), desarrollo de la piel y las mucosas. Una zanahoria y verduras como la coliflor ayudan a cubrir la dosis diaria.

Vitamina C (ácido ascórbico): *Es importante para la absorción del calcio* evita las infecciones y es necesaria para la formación de tejidos vitales. Participa en la formación de anticuerpos: el consumir cantidades

Información Nutricional		
Tamaño de la porción:		
Número de porciones en el producto:		
% Valor Diario *(depende del producto)*		
Grasa Total g		%
Grasa Saturada g		
Grasas No Saturadas g		
Colesterol	1mg	
%		
Sodio 120 mg		%
Carbohidratos g		
Fibra Dietaria 5g		
Azúcares 1g		
Proteína g		
Vitamina A % Vitamina C %		
Calcio % Hierro %		
*El porcentaje del Valor Diario está basado en una dieta de 2000 calorías.		

normales de cítricos, de coles – coliflor y brócoli- y de perejil pueden ayudar a cubrir la dosis diaria.

Calcio: Es importantísimo para el desarrollo de los huesos en los niños, evitar la osteoporosis en los adultos, protege el corazón, y su presencia en la sangre estimula el buen funcionamiento del sistema inmune y muscular. Se puede obtener de las coles (coliflor y brócoli), de los productos lácteos, los tomates, las papas, el pan y algunos pescados (especialmente los que tienen espinas). Además de la leche también encontramos altas cantidades calcio en verduras como el brócoli y quesos bajos en grasa como el panela.

Hierro: El hierro es uno de los minerales básicos. La ausencia de este mineral provoca anemia en el cuerpo. La dosis diaria que necesitamos la podemos obtener al consumir pollo, brócoli, coliflor y tomate.

Vitamina D: Es importante para la mejor absorción del calcio. Cuando leemos las tablas nutricionales de la leche vemos la vitamina D presente. Incluso otros productos lácteos u otros productos que contienen calcio pueden incluir por lo menos la vitamina A para este propósito. La vitamina D también se puede absorber al exponerse al sol por unos minutos diariamente.

Mientras más corta este la lista de ingredientes mejor es el producto. Un buen producto no necesita de muchos elementos para su efectividad. Mientras más natural sean los alimentos mucho mejor son para el organismo, pues nuestras células han sido preparadas por millones de años para aprovechar mejor los alimentos naturales.

16. Comer todo lo que está en nuestro plato.

"Cómete todo", comer todo lo que tenemos en el plato es un patrón con el que hemos crecido casi todos.

Hablando de mi experiencia, mis hermanos y yo teníamos que comer todo lo que nuestra mamá nos servía en el plato. Estas porciones excedían la cantidad de alimentos necesarios para el metabolismo y para obtener la energía que necesitábamos considerando nuestras actividades físicas. Para nosotros, era común escuchar: "cómete todo, no desperdicies la comida porque hay muchos niños pobres que desearían comerse al menos la mitad de lo que hay en tu plato", o la frase de "no te dejaré jugar afuera si no te comes todo".

Cuando yo era una niña, mi madre normalmente incluía en las comidas los frijoles. El frijol cocido era el carbohidrato más común en combinación con la tortilla y el arroz. Los frijoles, son principalmente carbohidratos y son ricos en fibra sobretodo soluble. Esta fibra soluble, a diferencia de la insoluble, ayuda a mover el tracto digestivo, viaja al torrente sanguíneo y ayuda a sacar el colesterol malo o el colesterol de baja densidad y calidad. Ahora cocino el arroz rojo con aceite de oliva en lugar de aceite vegetal que usaba mi mamá. Estos eran los alimentos que no se podían dejar en el plato de mi casa cuando éramos niños porque era motivo hasta de castigo.

La leche, también parte importantísima en mi dieta cuando era niña, tiene como macronutriente principal la grasa. La leche puede ser entera, semidescremada o totalmente desgrasada (*skim milk*). Otro componente importante de la leche es la lactosa. Esta pertenece al grupo de los carbohidratos (azúcar) y se encuentra en la leche de manera natural, aunque ya se puede encontrar leche deslactosa (sin lactosa) en las tiendas. Recuerdo que mi madre solía decirme "termínate la leche porque es pura proteína". Afortunadamente ya se cuáles son los componentes de la leche. Mi madre compraba leche entera pura de vaca. Había un señor que pasaba por mi casa vendiendo la leche, mi mamá la hervía en la estufa y nosotros le quitábamos la nata, la cual es una capa de grasa densa sobre la leche, para después ponerla en una tortilla caliente y dorada. Todavía lo recuerdo como algo delicioso pero desafortunadamente no beneficioso por lo tanto, ahora no es una comida que yo deseo comer. Después mi mamá dejó de comprar la leche entera fresca y la comenzó a comprarla en la tienda de mi vecindario. El sabor de la nueva leche era diferente pero no nos disgustaba. Mi mamá nos decía que quería que ya no consumiéramos la leche entera fresca pues tenía mucho más grasa que la que compraba en la tienda. Hoy en día la leche se encuentra en diferentes presentaciones y basta leer sus tablas nutricionales para saber las cantidades de grasa, proteínas, carbohidratos, vitamina A, D, E, calcio, sodio y hasta la cantidad de calorías por cada unidad de consumo.

Desde la infancia y hasta la adolescencia, mi mamá modificaba nuestra alimentación con su única y original explicación de que ese cambio era lo mejor para nuestro cuerpo porque la grasa de origen animal en exceso era mala para el cuerpo y el corazón. Mi mamá cocinaba los frijoles con manteca, son más ricos cuando se cocinan con manteca, ¡ricos! pero la grasa animal es la más difícil de sacar del cuerpo una vez que la hemos consumido. Después mi mamá cocinaba con aceite vegetal. ¿Que si notábamos la diferencia? si claro, era un mundo de diferencia pero mi mamá nos convenció de que eso era lo mejor para nuestro cuerpo. No dejamos de comer frijoles por ese cambio en la forma de cocinarlos. Una vez que empezamos a comer con aceite vegetal por un lapso de tiempo ya no extrañábamos los otros frijoles con manteca de cerdo.

Las porciones que se recomiendan comer son:

- Una proteína del tamaño de la palma de la mano (carne, pollo o pescado) –si el pescado es delgado la porción puede abarcar hasta la yema de los dedos.

- Dos porciones de carbohidratos del tamaño del puño de la mano pueden ser: fruta, arroz, tortilla, pan, frijoles o pasta).

- Algunas de las grasas más apropiadas para cocinar pueden ser aceite de oliva, aceite semillas de ajonjolí tostado y en la ensalada aceite extra virgen.

17. Estilo de vida saludable desde los veintes.

Un estilo de vida sano desde los veintes influye o crea un impacto positivo en el metabolismo al entrar en los cuarenta. El hábito del ejercicio, comer sano, y sobretodo no fumar, puede ayudar al cuerpo para que reaccione efectivamente cuando estemos alcanzando los cuarenta o arriba de los cuarenta. Nuestras células empiezan a perder la capacidad de metabolizar los alimentos y aumenta la resistencia de nuestras membranas celulares a cooperar con la insulina para transportar el exceso de glucosa en la sangre proveniente de los carbohidratos. Esta puede ser una razón por cual después de los cuarenta empezamos a tener sobrepeso. El comer saludable y la práctica del ejercicio ayuda a que nuestras células se mantengan en un óptimo balance químico y así retrasar el envejecimiento de las mismas.

El hábito del cigarro es uno de los factores que endurecen las arterias provocando problemas cardio vasculares y cáncer de pulmón. Yo fumé durante muchos años y decidí que después de un año de casada ya podíamos tener un bebé, ese era el momento para dejar de fumar definitivamente y así fue. Al principio, extrañaba tener algo en la boca y el olor a cigarro era muy atrayente cuando iba a un restaurante pero la ley del hábito es completamente cierta: después que te acostumbras a hacer o dejar de hacer algo de manera continua por un tiempo (algunos dicen que a los 21 días) el cuerpo y la mente se acostumbran. Ahora, pienso que fue lo mejor que pude haber hecho para beneficio de mi cuerpo y mi hija. Romper el hábito de fumar no es fácil y mientras más edad tenemos es más difícil. Fue un gran logro el dejar de fumar antes de los cuarenta aunque nunca es tarde para iniciar ese cambio. La práctica del ejercicio que siempre me acompañó durante el embarazo me alejaba de pensar en el hábito de fumar. Los primeros meses del embarazo caminaba en un parque y después de los 5 meses en mi caminadora.

En mi experiencia, ha sido muy práctico el prepararme una ensalada para la hora de la comida, con simples variaciones en algunos ingredientes. Las personas que no nos molesta comer casi lo mismo todos los días, podemos ahorrar sobretodo tiempo para atender los quehaceres de la casa, y el trabajo. Un día comiendo con un compañero de trabajo me preguntó: ¿Cuantos años llevas comiendo ensalada a la hora de la comida? ¡Y descubrí que ya eran cuatro años! Es lo que me gusta comer a la hora de la comida, tengo las porciones adecuadas (verduras, pollo o atún –este 2 veces a la semana-) y las especias con mi aderezo que ayuda acelerar mi metabolismo: aceite de oliva –extra virgen-, aguacate, zanahorias, vinagre de manzana, salsa de soya baja en sodio, chile rojo, pimienta, ajo en polvo y mostaza. Es muy rica mi ensalada con mi aderezo. Todas estas especias las tengo en mi trabajo y en mi casa así no pienso que tengo que llevarlas y traerlas todos los días. Me ahorro tiempo, esfuerzo y no gasto mi energía en pensar que voy a ponerle a mi comida porque ya está lista. Un día antes dedico solo 5 minutos en poner las espinacas y lechuga en un contenedor de plástico, más o menos grande, le pongo zanahoria que ya venden rayada, le parto un poco de cebolla roja o blanca, un poco de champiñones y/o aceitunas, y ya está, lista para llevar. Así logro ahorrar tiempo, cómo lo que me gusta y sobre todo es saludable.

La comida preparada en casa es más económica que cuando la compramos fuera. Además, muchas veces nos ahorramos el tiempo de pedir la comida en los restaurantes y pagar.

Cuando se tiene hijos (sobretodo cerca de los cuarenta) y se desarrolla la diabetes gestacional, es muy probable que la resistencia a la insulina se desarrolle posteriormente. Las membranas celulares bajan su capacidad para atraer a la insulina, la cual tiene la función de traspasar los macronutrientes como los carbohidratos (glucosa) hacia el interior de la célula para convertirlos en energía. Por este motivo, es conveniente tener buenos hábitos alimenticios y practicar el ejercicio al menos 3 días a la semana. Una combinación de aeróbico con pesas es lo ideal aunque beneficiamos nuestro cuerpo y mente con el simple hecho de caminar al menos 5 días a la semana.

18. Como disminuir los efectos del envejecimiento en la piel.

La piel y el cerebro envejecen porque se oxidan. Las frutas y vegetales nos proporcionan los antioxidantes que ayudan a desacelerar el envejecimiento de las células, dan más energía y previenen enfermedades. La piel es un tejido muy importante que revela ante los demás la edad que en realidad tenemos corporalmente, la cual es muy diferente de nuestra edad cronológica. Recuerdo cuando yo tenía 21 años, conocí a una muchacha de un país sudamericano. Ella tenía una piel como de una joven de 20 años, era morena clara, delgada y sin una sola arruga. Yo me quedé impactada cuando me dijo que tenía 38 años. Entonces me dije a mi misma que desearía tener esa piel a esa edad, lo puse dentro de las metas importantes a cumplir en el futuro o mejor dicho a largo plazo. No sabía cómo lo iba hacer ¡pero lo iba hacer! yo me vería igual de bien que ella a esa edad. Creo que así ha sido y no por vanidad sino por lo bien que me siento física, mental y mejor aún, espiritualmente. No es simplemente el hecho de que al vernos ante un espejo nos sintamos "bien". Es lo que provoca esa visión en nuestra mente al percibirnos como personas que cuidamos de nuestro cuerpo y mente. Esto crea en nosotros una actitud positiva que se muestra en la manera en que nos comportamos. Nos vemos joviales y actuamos con jovialidad. La mente es un espejo de lo que vemos con los ojos.

Estaba por cumplir los 22 cuando la mamá de una de mis mejores amigas me dijo "si no te pones tus cremas para la cara de manera constante desde ahora, tu piel estará bien arrugada a los 40". Yo decidí desde entonces ponerme mis humectantes diariamente y ahora puedo ver los resultados. Ese hábito de cuidar mi cara en combinación con una sana alimentación y ejercicio es lo que me ha permitido conservar mi cara casi sin arrugas, sobretodo alrededor de los ojos. Esa área tan delicada de nuestra cara es donde las arrugas empiezan a salir primeramente, solo basta con sonreír para que estas arrugas aparezcan.

Otra experiencia que me animó cuidar mi piel desde muy joven fue que mi madre, quien en ese tiempo estaba a inicio de sus cuarentas, me dijo: "Hija, si algún día tienes dinero cuando yo tenga 60, te voy a pedir que me mandes hacer una cirugía para quitarme las arrugas". Las arrugas eran uno de los grandes temores de mi madre. Yo no he tenido esa preocupación pues empecé a cuidar mi cara desde que estaba en mis veintes. No es necesario que compremos las cremas más caras, sino ser constantes y frecuentes en esa tarea de cuidarnos nuestra cara con algún tipo de crema.

El consumir grasas saludables como Omega 3 y 6 (provenientes del salmón, semillas –linaza-, y nueces) permite que la piel luzca jovial y brillante. Es importante no eliminar del todo los carbohidratos de nuestra dieta e incluirlos en cada comida porque nuestro cerebro usa como principal combustible la glucosa que proviene de los carbohidratos (incluimos los carbohidratos como las frutas, el pan, las pastas, y el arroz). Si eliminamos los carbohidratos, entonces nuestro cerebro usa la proteína de nuestro músculo para obtener su combustible. Además el resultado de esa reacción es la deshidratación ya que perdemos agua al momento de que el cerebro usa la proteína del músculo como combustible. Al perder músculo, nuestra piel luce más arrugada. Sobre todo cuando llevamos ese continuo bajar y subir de peso. El músculo no solo da lucidez a nuestra piel sino que nos ayuda a quemar calorías. Mientras más músculo tengamos en nuestro cuerpo más eficiente es nuestro metabolismo al quemar calorías.

19. El desayuno es la comida más importante del día.

Cuando dormimos, nuestro cuerpo no recibe alimento durante la noche, pero no cesa de estar trabajando para poder realizar todas sus funciones normales hasta las de manera involuntaria (ej. Corazón bombeando a cada segundo sin parar o en la digestión en el estómago). El desayuno balanceado le permite al cuerpo tener energía durante todo el día y ayuda para que podamos comer *snack*s saludables en lugar de comer desenfrenadamente alimento con alto contenido calórico y de azúcar. Es la falta del desayuno lo que nos empuja a tomar decisiones de comida poco saludables al momento de que el hambre se hace insoportable a media mañana. Los alimentos como carbohidratos procesados –pan, *frituras*, galletas etc.- empiezan a ser nuestra principal opción de comida a media mañana.

El desayuno puede ser algo sencillo y sin mucha elaboración. Puede ser queso *cottage* bajo en grasa (proteína), con nueces (omega 6) y manzana (carbohidratos con fibra) o algo más elaborado como dos huevos fritos, cocinados con una yema, cocinados con aceite de oliva o aceite de oliva en aerosol, con una rebanada o dos de pan integral. Según sea tu necesidad energética o actividad física del día es la cantidad del desayuno que debes tener. La canela acelera el metabolismo y encima de la fruta le proporciona un sabor delicioso.

Un desayuno nos mantiene siempre activos. Yo prefiero los desayunos balanceados donde incluyo proteína como el tofu, queso *cottage* bajo en grasa, clara de huevo, queso feta bajo en grasa, y jamón de pavo. Otra buena opción de desayuno que pudiera ayudarnos a mantenernos sin hambre antes de la siguiente comida son los licuados de proteína. Otra opción podría ser un licuado de frutas con una cucharada de avena y otra de proteína en polvo. Esta es una receta de uno de mis licuados favoritos con proteína en polvo:

- Proteína y soya en polvo (25 gramos de proteína)
- 6 a 8 almendras
- Una cucharada de avena natural
- Una cucharada de cacao sin azúcar
- Una cucharadita de canela molida
- Una cucharada de linaza molida
- 2 a 4 sobrecitos de *stevia* (o al gusto o nada de azúcar)
- Dos vasos grandes de agua
- Un poco de vainilla
- Medio plátano
- 10 arándanos,
- 4 fresas

Este licuado nutre y nos mantiene con energía por toda la mañana. Los carbohidratos de las frutas en combinación con las almendras y la proteína permiten que la glucosa de los carbohidratos se vaya liberando lentamente durante la digestión. La glucosa, uno de los productos esenciales de la digestión, se va liberando para alimentar al cerebro, luego va hacia el músculo el cual nos mantiene con energía y en movimiento.

Desde que cenamos hasta el desayuno nuestro cuerpo baja su metabolismo para tener suficiente reservas de calorías hasta la mañana siguiente. Es en ese lapso de tiempo, entre la cena y el desayuno, en el que nuestro cuerpo baja su metabolismo y almacena más fácilmente la comida en forma de grasa como una manera de protegerse ante la falta de comida. Una manera de mantener nuestro metabolismo acelerado durante el día es darle de comer a nuestro cuerpo en la mañana con el desayuno y tendremos combustible durante el día para estar concentrados en nuestras actividades.

Nada puede hacernos sentir mejor que cuando desayunamos bien y sustancioso, sobre todo cuando incluimos proteínas para así poder reconstruir las células del cuerpo y reemplazar las células que durante el transcurso de la noche tuvieron que morir. Las células sanas tienen la capacidad de morir después de cierto tiempo y si no fuera así crecerían y crecerían sin parar desarrollando lo que llamamos cáncer.

El cerebro necesita como principal combustible los carbohidratos y algunos de los alimentos que poseen este macronutriente son: frutas, verduras (papa, camote, elote, zanahoria), pan, tortilla, avena, jugos elaborados o naturales, productos hechos con harina (pasteles, empanadas, gorditas), algunos lácteos y productos enlatados (checar tablas nutricionales), pastas, snacks (algunas barras de granola) y cereales. A falta de desayuno el cerebro toma la energía que necesita para funcionar del tejido que constituyen los músculos. El músculo es parte importante en el metabolismo del cuerpo para quemar calorías. Necesitamos comer suficientes carbohidratos (dos porciones o una si se desea bajar de peso) o el cerebro se come el músculo para obtener su combustible. Los músculos en el cuerpo humano son de dos tipos: voluntario (ej. piernas y cara) e involuntario (ej. corazón y estómago). Es por eso que al hacer dietas extremas donde no existe un balance de macronutrientes –carbohidratos, proteínas y grasas- nuestra cara se empieza a ver con exceso de grasa, con más arrugas y más flácida.

Al no desayunar o eliminar una comida, el cuerpo disminuye la capacidad de metabolizar, o mejor dicho, los alimentos que consumimos ya no son aprovechados efectivamente en forma de energía sino que el cuerpo empieza a almacenarlos en forma de grasa. Es una defensa natural del cuerpo para mantener las reservas de grasa a la ausencia de comida.

20. "Comer para vivir y no vivir para comer".

Las decisiones que tomamos al elegir lo que comemos, cuando y cuanto comemos muchas veces no son guiadas por la necesidad de comer o saciar el hambre como cuando tenemos sed y tomamos agua. Muchas veces el comer es una acción que ligamos a emociones como la felicidad "me hace feliz saber que voy a comer unos ricos tacos", "toda la comida dulce me encanta", "la comida salada es mi favorita", "hoy comeré mi platillo favorito" o mejor aún, "hoy me comeré este delicioso pastel porque me lo merezco", etc. Está comprobado que las emociones están fuertemente asociadas con la necesidad de comer pero la realidad es que el cuerpo emite señales naturales para satisfacer esa necesidad y no para responder a una emoción.

"Me siento enojada cuando tengo hambre y necesito conseguir comida a como dé lugar". Es una manera que tiene nuestro cuerpo de avisarnos que nuestras células tienen la urgencia de combustible para sobrevivir y ese combustible tan valorado por nosotros es la comida. "Me hace feliz comer", erróneamente asociamos la sensación de bienestar que nos da el comer con la emoción de sentirnos felices.

El funcionamiento de nuestro cuerpo depende de los alimentos que le proporcionemos. Mientras más balanceados sean los alimentos y con cantidades apropiadas, mejor será la respuesta que tendremos a nuestras necesidades diarias y no desearemos comer sin que nuestro cuerpo lo necesite. Los snacks nutritivos como las almendras, nueces, y las manzanas nos ayudan a evitar el comer sin parar cuando llega la próxima comida.

Los alimentos con mucha grasa en combinación con carbohidratos (esas deliciosas papitas fritas, tacos dorados o esos chips con salsa de tomate) nos hacen comer sin parar. Nuestro estómago no emite señal al cerebro para dejar de comer cuando para la mayoría de nosotros el sabor a grasa es muy delicioso al paladar.

Nuestros ancestros caminaron muchísimo para poder encontrar comida y poder satisfacer su hambre. Afortunadamente nosotros solamente tenemos que ir al súper, a nuestra alacena o a un restaurante para satisfacer nuestra necesidad de comer. Y si, muchas veces decimos: "tengo antojo de comer algo" más que el decir vamos a comer porque tengo hambre.

Casi siempre buscamos la comida que tenemos en mente. Eso nos sucede cuando vamos a un restaurante y ya sabemos de antemano lo que hemos decidido comer. La preferencia que tenemos por algunos alimentos no se rige por la necesidad de comer, es algo que nosotros decidimos a través de la mente. Es por eso que algunas veces hacemos hasta lo imposible por comer nuestros alimentos preferidos sin pensar en lo que provocarán en nuestro organismo al ingerirlos.

A muchos de nosotros, desde pequeños, se nos ha recompensado con comida y ya de adultos nosotros continuamos con el patrón de recompensarnos comiendo lo que nos gusta. Podremos vivir sin esos zapatos favoritos que tanto aprecio le tenemos pero si pensamos en romper un patrón alimenticio por motivos de salud es catastrófico para nuestra mente. Las dos situaciones están relacionadas con algo que nos gusta y nos proporcionan placer solo que la mayoría de las personas le dan un valor más elevado a la comida.

No es necesario renunciar a todos los alimentos que nos gustan, sino saber a qué grupo de macronutrientes pertenecen (carbohidratos, proteínas y grasas), conocer el contenido calórico de estos macronutrientes y saber cómo combinarlos. La clave está en esa combinación de los grupos de comidas que nos dan no sólo más energía sino más salud en tiempo presente y en el largo plazo.

Es necesario que aprendamos a asociar nuestras emociones y pensamientos hacia otras experiencias que nos pueden traer satisfacción, sin tener que asociarlas con la comida. Por ejemplo: disfrutar de la música, caminar por el parque, una buena plática con nuestras amistades.

21. Cambiando la expresión de nuestra genética.

Los genes de las células del cuerpo rigen sus estructuras y el funcionamiento de los complejos procesos que le dan vida segundo a segundo. Nuestra genética es algo que no podemos cambiar pero la expresión de nuestro ADN si se puede cambiar.

Podemos utilizar nuestra mente para mantenernos con buena salud y evitar la manifestación de los genes con información de enfermedades. El cuerpo se siente identificado con todo lo que le provoca bienestar como una alimentación sana, hacer ejercicio, tomar agua, pensamientos positivos, dormir lo suficiente y el llevar un "modus vivendi" que nos evite tanto estrés.

Nuestros genes son algo inherente a nuestra persona, no estaríamos aquí sin ellos y son los principales mensajeros de la información que se trasmite constantemente en nuestras células para mantenernos con vida. Esos mensajes se pueden cambiar cuando nuestros genes reaccionan a un ambiente donde la alimentación es saludable y se practica el ejercicio de manera constante. Así que nuestra mente y nuestro cuerpo cambian al unísono con las decisiones correctas que tomamos día a día. Es la determinación de romper con nuestros patrones actuales de alimentación la que nos ayuda a cambiar nuestra manera de comer y motivación de hacer ejercicio.

22. El tiempo y nuestro deseo de comer sano.

"Levántate porque si no lo haces, no habrá tiempo para que desayunes". Era una frase que mi madre repetía sin cesar todas las mañanas. Ese tiempo era no negociable para mi mamá. Para mis hermanos y para mí, el mensaje importante era que el tiempo es oro y que no lo podemos desperdiciar. El desayuno delicioso y nutritivo preparado por mi madre por lo regular era huevos estrellados con jamón y frijoles, a veces chilaquiles y café con leche o de vez en cuando jugo de naranja natural. Implicaba levantarse corriendo, pero eso sí, el desayuno por delante antes de salir de la casa. Es lo mismo que yo hago con mi hija, el desayuno es un tiempo que no se deja pasar y es un espacio que se debe cubrir con comida balanceada y apetitosa. El factor está presente en nuestra vida: nuestra edad, la duración de una dieta, el logro de una meta, la edad de nuestros hijos, o el tiempo que nos sentamos a degustar nuestra comida. El tiempo también es usado muy frecuentemente cuando deseamos justificar la poca o mucha posibilidad de lograr algo: "no tengo tiempo para desayunar o de prepararme algo más sustancioso", "comí lo que encontré", "no tuve tiempo de ir al súper, así que no había que desayunar", "no tuve tiempo de comer", etc.

Debemos de cuidar esos lapsos de tiempo en los cuales dejamos a nuestro cuerpo sin comida de la misma manera que cuidamos los tiempos para entregar un reporte, dejar a nuestros hijos en su escuela, llegar o salir del trabajo, etc.

Lo que le pasa a nuestro estómago cuando no recibe alimento entre las comidas es similar a lo que le sucede a una máquina cuando no se utiliza. Se empieza a descomponer porque no tiene los elementos que la mantienen funcionando. También es similar a lo que sucede en una fábrica al quedarse sin energía, esto provoca un paro en la producción.

Es recomendable tener el hábito de llevar en nuestro bolso unos *"snacks"* saludables como almendras, manzanas, y/o zanahorias. Estos snacks nos ayudan a disminuir el hambre mientras llega nuestra próxima comida y evitan que comamos sin medida al sentarnos a comer. Es así como nos podemos dar el tiempo para pensar lo que vamos a comer y la mente está libre de la sensación incontrolable de la falta de comida en nuestro estómago. De lo contrario, si pasamos un periodo prolongado de tiempo sin comer, nuestro cerebro está ligado a la sensación de estar hambriento y no puede esperar, haciendo que tomemos la decisión de comer lo que tengamos a nuestro alcance inmediato. Comúnmente los alimentos que se encuentran a nuestro alcance inmediato tienen alto contenido de carbohidratos: galletas, pan, pastel, y chips.

Los logros en nuestra vida lo medimos en tiempo, incluyo lo más relevante, como son los nueve meses de gestación de nuestro hijo en el vientre. Contamos las semanas y los días para recibir a nuestro bebé. Este es un tiempo muy valioso porque la recompensa por la espera es muy deseada. Lo deseamos ver y esperamos ansiosos el momento de la llegada del bebé. Esperamos con ansiedad el tiempo requerido para recibir un aumento de sueldo o terminar nuestra carrera. Tenemos claro que el "tiempo" es requerido para que el momento de la recompensa llegue.

Hacemos planes elaborados creando espacios de tiempo para lo que queremos lograr en nuestra vida: como ser profesionales, tener una familia, un trabajo o un negocio, ahorrar para comprar un carro, una casa o una bolsa de marca ir de vacaciones, etc. Nos cuesta trabajo hacer un espacio en nuestra mente que incluya la información y las decisiones que debemos tomar día a día para llevar una alimentación más sana. Cuando le damos la importancia y el tiempo necesario a la meta de lograr tener más salud a través de obtener hábitos de alimentación más saludables y un plan para iniciar la práctica del ejercicio es cuando también planeamos una mejor calidad de vida con tranquilidad que nos favorecerá al evitar enfermedades.

Es importante considerar que después de subir de peso en un lapso prolongado de tiempo, nuestro cuerpo necesitará también tiempo adecuado para adaptarse. Por ejemplo, si subí 5 kilos en 10 años, es necesario llevar una dieta sana para bajar esos 5 kilos poco a poco, con tiempo y después de perderlos hay que hacer un plan para no recuperarlos. Este plan debe incluir el dedicarle tiempo a 3 o 4 comidas balanceadas que nuestro cuerpo necesita para que su metabolismo este siempre trabajando y poder quemar grasa acumulado.

23. Muchas veces negociamos lo innegociable.

¿Estamos conscientes antes de comer que la mente negocia por nosotros al momento de decidir la comida que comemos?

Aprendemos y practicamos el realizar una actividad en automático, como por ejemplo: manejar nuestro carro o una bicicleta, practicar otro idioma, etc. El aprender a comer saludablemente para darle a nuestro cuerpo lo que necesita es una habilidad que va mucho más allá de la experiencia de masticar los alimentos que nos llevamos a la boca.

Cuando mi hijita era más pequeña la llevaba a la cocina y la ponía a oler todas las especias que tenía en la alacena. Ella mostraba una emoción indescriptible cuando le preguntaba si quería oler las especias (canela, clavo, ajo molido, pimiento, vainilla liquida, aceite de oliva, orégano, albahaca, etc.) y todavía me dice: "Mami, recuerdo cuando me sentabas en la cocina y me ponías a oler todas las especias de la cocina".

En nuestra vida cotidiana, muchas veces negociamos lo innegociable y algunas veces lo hacemos de la misma manera con la comida. El negocio principal que hacemos con nuestro cuerpo es que le proporcionemos la comida apropiada para que nos mantenga libre de enfermedades y al mismo tiempo nos de energía para disfrutar la vida con todos sus bellos matices "El saber comer saludablemente es como un boleto que hay que saber comprar para poder disfrutar la función de la vida."

Cuando mi hijita me pide comer nieve o pastel y sé que es hora de la comida le digo: "Mira hijita te prometo que te doy nieve o ese pastelito después de que te comas tu comida". La respuesta a su petición no es siempre la que le gusta pero lo acepta con un "ok" y después de que ella ha comido, le pregunto: ¿Quieres ahora tu postre? Ella me contesta que si pero solo se come la mitad. Y a veces no me vuelve a pedirlo.

Elegir una combinación de proteínas, carbohidratos y grasas al momento de los alimentos (desayuno, comida y cena) proporciona al cuerpo y a la mente lo que necesita para dejar de comer al estar satisfechos. No pasa lo mismo cuando comemos tres tazas de brócoli que cuando comemos las mismas calorías pero con papas fritas. A toda acción hay una reacción y nuestro estómago no es la excepción. La reacción de nuestra mente es más rápida cuando comemos alimentos balanceados y fibra en las verduras que incluimos.

24. Comer saludablemente.

Fui con mi marido a cambiar el aceite de su carro. Ya habían pasado como 5 horas después de mi desayuno (un sándwich con una rebanada de pan doblada, un poco de queso feta y jamón bajo en grasa). Yo sentía que me moría de hambre y había olvidado llevarme mis almendras (especiales para matar el hambre antes de la siguiente comida). Al llegar al lugar me di cuenta que tenían palomitas para los clientes y me dije, "¡de aquí soy!" No tardé en comerme como 5 bolsitas (chiquitas) de palomitas. Estaban deliciosas por la gran cantidad de sal y la mantequilla que les habían puesto. Me sentí muy bien después de comer las palomitas y no me sentí culpable ya que no son parte de mi alimentación diaria. Tener un metabolismo no lento por comer balanceado y a mis horas nos puede dar la libertad para los antojos que llegan de vez en cuando.

25. Diarios.

Antes de escribir este libro en la computadora primero lo escribí con pluma en varios diarios. Lo hice así porque para mí, existe una conexión de la mano con el lápiz y la manera como percibo las cosas. Lo que está por escrito nadie lo borra y nadie lo niega: la lista de cosas para comprar en el súper, los pendientes del día, las ideas que se nos van ocurriendo para lograr una meta, etc. De igual manera, cuando leemos un libro, revista o cualquier otra fuente de información y deseamos recordar lo leído, si lo anotamos, nuestra memoria empezará a registrarlo y favorecerá nuestro deseo de ponerlo en práctica. Al usar nuestros sentidos (tacto –agarrar el lápiz o pluma- y la vista) aprendemos más rápido. La memoria se ejercita más cuando la ayudamos a recordar la información que deseamos recordar y escribiendo es una buena práctica para lograrlo. Cuando escribo lo hago principalmente para anotar algo que quiero recordar y para categorizar u ordenar mis ideas.

Siempre me ha gustado escribir y recuerdo que cuando estaba en la primaria deseaba mejorar mi letra. Trataba de imitar la letra perfecta de mi mejor amiga, su letra era grande, vertical y uniforme. En la primaria esa era una de mis metas, después, seguí con la práctica de tomar apuntes en mis clases y ha sido una de las estrategias elementales para mis logros académicos. Recuerdo que cuando pensaba que no tenía suficientes apuntes para estudiar antes de un examen pedía a mis compañeros sus apuntes para tener copia de ellos y así me sentía más segura.

Originalmente empecé a tener mis cuadernitos para el súper con la idea de controlar más lo que gastaba pero también esto me ayudó a visualizar mejor lo que tenía que tener en mi refrigerador y alacena cada semana: verduras, frutas, leche, queso *cottage*, yogurt, nueces, pollo, atún, pan, tortillas, queso bajo en grasa, y cereal. He aprendido a administrarme mejor porque solamente trato de seguir la lista de lo que llevo anotado en el cuaderno pues es lo que necesito en mi dieta, economizo más y memorizo en un 85% lo que ya había anotado en las semanas previas: proteínas (atún, sardinas, pollo , carne y huevos, queso feta bajo en grasa), carbohidratos (fruta, tortilla de trigo integral)- y grasa (aceite de oliva, almendras, cacahuates) y por último las verduras con fibra abundante (lechuga, chile morrón verde rojo, champiñones, cebolla, pepino, jícama, y aceitunas, etc.).

Cada semana anoto en mi lista de despensa prácticamente los mismos alimentos y solo varío algunos. Puedo añadir semillas de girasol para las ensaladas, salmón en lata o fresco, pan de chapata, queso mozzarella bajo en grasa para preparar quesadillas una o dos veces a la semana para mi hija. Después de muchos años de llevar esta práctica sigo teniendo el mismo gasto semanal y en automático escribo la lista antes de ir al súper. La práctica de escribir en un cuaderno puede ser muy útil. Podemos dar múltiples usos a los diarios, desde escribir la lista de lo que deseamos comprar en el súper hasta para anotar ideas, nuestros planes y proyectos.

Trabajando como evaluadora de diagnóstico, un día estaba en una junta cuando mi exjefa me dijo: "No anotes tanto" pero la persona que había sido mi mentor dijo: "deja que tome sus apuntes". Eso me hizo reconocer que ella me conocía y sabía que yo aprendía mejor escribiendo. Mientras más sentidos involucremos cuando ponemos nuestra atención en algo que nos interesa, más fácil y rápido lograremos aprender lo que queremos. Cuando ponemos nuestros sentidos en una plática de la escuela o de un entrenamiento, por ejemplo, escuchamos (oír), luego tomamos nota (escribir con nuestra manos y ver) entonces ya utilizamos tres sentidos en ese momento que nos ayudan a aprender mejor.

Los diarios en los que escribo todo el tiempo han sido muy útiles para expresar mis ideas, escribir lo que aprendo de mis investigaciones acerca de alimentación y la práctica del ejercicio.

Los diagramas son parte importante de mis diarios. Sobre todo los que me ayudan a categorizar mejor mis ideas y proyectos. Escribir es algo que me ha encantado toda la vida y ahora lo sigo haciendo en mi computadora también. Aprendí a usar la computadora cuando empecé mi primera maestría en 1993. Eran tiempos de levantarse temprano para llegar a la clase a las 7 A.M. y tomar el curso de *Word processor* y *Lotus*. Hacía un esfuerzo sobrehumano para levantarme temprano pero me enfocaba en el reto de verme dominando esta nueva tecnología. Al aprender a usar la computadora me di cuenta de que esta es una herramienta importante para desarrollarnos en los diferentes ámbitos de la vida.

Al iniciar la maestría para ser evaluadora de diagnóstico, reconocí que necesitaría escribir rápido en la computadora para hacer mis reportes. Inmediatamente me compré un programa para aprender a escribir rápido en computadora. Estuve practicando dos meses durante las vacaciones de verano. No pasó mucho tiempo cuando finalmente logré mi objetivo, por fin podía escribir en el teclado sin verlo. Practicar moviendo mis dedos y viendo la pantalla incluía mis dos sentidos: ver y tocar. Fue una habilidad que me dio más confianza y me facilitó desempeñar mi trabajo como evaluadora de diagnóstico pues cuando tenía mis juntas para informar el resultado de mis reportes también tenía que escribir lo que comentábamos. Algunas veces no solo tenía que escribir lo que decíamos en la junta sino que tenía que decir la traducción en inglés y escribir al mismo tiempo.

Nosotros tenemos la habilidad de aprender al escuchar desde que estamos en el vientre de nuestra mamá pero nuestra visión es la que nos ayuda a trasmitir el mundo exterior al interior de nuestra mente. Aprendemos a hablar porque tenemos la habilidad de escuchar. También aprendemos al asociar lo que oímos con lo que vemos pero la mayor parte del tiempo, nuestra visión es la que está en acción en todo momento trasmitiendo información hacia el interior de nuestro cerebro. Por eso tiene sentido el hecho de que la mayoría de los seres humanos tenemos más desarrollada la parte analítica, la que no usa palabras para resolver un problema, usa patrones, formas y números. Todos hemos escuchado la cantaleta de "siempre seguimos los mismos patrones de nuestra vida". Esta tiene su origen en el proceso natural de nuestra mente de guiarnos con una conducta que ya hayamos realizado de manera repetitiva. Nosotros podemos cambiar esas ideas o pensamientos que nos puedan llevar a nuevos patrones de conducta que nos lleven por el camino de una vida más sana.

26. La báscula (balanza).

Cuando vivía en la casa de mis papás, una vecina tenía una báscula y yo frecuentemente iba a su casa a pesarme. Estaba en preparatoria cuando tenía esa obsesión por saber mi peso casi todos los días, después de un tiempo, dejé de enfocarme en la báscula y me enfoque más en cómo me quedaba mi ropa.

Recientemente, mi suegra y mi marido entraron a un programa para perder peso. Parte del mismo requería ir a pesarse semanalmente, ellos se concentraban más en las libras que iban perdiendo que en el "cómo estaban perdiendo peso". El hecho de que los números de la báscula nos indiquen que estamos perdiendo peso no significa que estamos aprendiendo a cuidar nuestra salud. Es importante que nuestra motivación al seguir un régimen alimenticio que beneficie nuestra salud no sea solamente el perder peso. Debemos involucrar el deseo de mejorar nuestra salud y prevenir enfermedades. Ninguna célula de nuestro cuerpo "sabe" distinguir si lo que comemos o dejamos de comer las va a poner más infladas o gordas. Es nuestra mente la que decide los alimentos apropiados que le den a nuestras células esa habilidad de metabolizar más efectivamente nuestros alimentos.

Cuando nos ponemos a dieta, la báscula puede empezar a moverse rápidamente "hacia abajo". Si esa es la razón por la que cambiamos nuestra forma de alimentarnos, nuestra motivación va hacia abajo conforme la báscula se deja de mover. Esto sucede porque nuestro cuerpo entra en un estado normal de defensa al protegerse contra la perdida repentina de peso haciendo nuestro metabolismo más lento. Esto hace que no se quemen calorías tan rápidamente para no descompensar al cuerpo por una baja en el consumo de calorías.

Desde que aprendí a comer mejor, mi músculo está siempre en buenas condiciones, lo puedo ver claramente sobretodo en mi cara con pocas arrugas, y en mis piernas. El músculo pesa más que la grasa y eso lo puedo notar no solo en la báscula sino en mi cuerpo. Los atletas pesan mucho porque tienen mucho músculo y el músculo pesa más que la grasa. El ejercicio me ayuda a quemar grasa y conservar fuertes mis músculos, mientras más músculo tenga más grasa quema mi cuerpo.

Siempre asociamos el llevar una "dieta" con la pérdida de peso pero en realidad este resultado es una consecuencia más de seguir una dieta. Le damos mucha importancia al número que nos muestra la báscula, y lo asociamos con la forma en que nos vemos.

Hubo una temporada en la que me reunía con otros maestros para comer el almuerzo. Al final del ciclo escolar, mis compañeros hicieron un video donde una de mis compañeras se vestía y actuaba como yo al momento de la comida. Esta fue una parodia perfecta de cómo comía todos los días: llegaba a la mesa y sacaba toda la comida (ensalada de pasta con verduras y aguacate) de una bolsa. En este video mostraban que era mucha la comida que ponía a la mesa al momento de sentarme a comer, pero al final de cuentas eran alimentos saludables. Es la comida y la cantidad de comida lo que me hace sentir contenta y satisfecha al comer. Las frutas y verduras son alimentos que le dan volumen a una comida sin darnos mucho contenido calórico pues contienen mucha fibra. Tratar de seguir casi siempre el mismo patrón de alimentación sana es la clave para sentirme tranquila cada vez que como porque no estoy pensando "eso me va a engordar ¿o no?", "me sentiré culpable al terminar de comer" o "¡lo que pesaré después de comer!".

27. "Corazón que no ve, corazón que no siente".

Nuestro refrigerador y alacena son clave para lograr el hábito de alimentación sana. Lo que debemos de tener en ellas son:

- Frutas y verduras.

- Productos como pan integral u otros productos integrales.

- Almendras, aceitunas con poca sal, y nueces.

- Pollo, pescado, y pocas carnes rojas.

Existen lugares en los que no podemos controlar la comida que nos ofrecen como en fiestas y restaurantes. En estos lugares es posible que nos den pan antes de que traigan la comida. Se les puede decir a los meseros que no es necesario que los pongan en la mesa y solicitar el menú para ordenar la comida inmediatamente. Así no tenemos la tentación de comer en exceso cuando esperamos nuestra comida.

Al asistir a una fiesta podemos seguir estas recomendaciones: servirse más ensalada, elegir aderezo a la vinagreta, verduras, frutas y una porción de carne. Toda esta combinación de comida ayudará al estómago a que mande la señal de satisfacción al cerebro rápidamente y evitará que comamos pastel, comida frita, galletitas o chips. En la ausencia de refrescos de dieta pedir agua y tomar vino tinto en lugar de tequila. El tequila tiene más carbohidratos que el vino tinto. Los carbohidratos se transforman en glucosa al llegar a la sangre después de la digestión.

28. El hábito de fumar.

El hábito de fumar puede provocar con el tiempo que nuestro organismo tenga daños irreversibles en nuestra salud. Una decisión muy importante para mi calidad de vida y por lo tanto para mi salud, fue la de dejar de fumar, lo hice antes de embarazarme de mi hija. El fumar endurece las arterias y esto conduce a enfermedades relacionadas con problemas del corazón, cáncer de pulmón y garganta por dar unos ejemplos de los efectos negativos del hábito de fumar.

El ejercicio físico ha sido constante en mi vida, lo seguiré mencionando a lo largo de este libro, porque es un factor importante en el llevar una vida saludable. Recuerdo que un amigo que estudiaba medicina en ese tiempo me decía: "haces ejercicio pero fumas, eso es como correr detrás de un autobús". Se necesita una determinación definitiva para dejar de fumar, así lo sentí todas las veces que intenté dejar de fumar pero la mayor motivación llegó cuando decidí embarazarme de mi hija. Ese fue el motivo más importante además del amor a mí misma, pues no solo comprendía que el fumar era dañino para mí, sino también para mi hija. Mi conciencia ya estaba despierta en el sentido de que no dañaría a mi hija de manera irreversible durante el embarazo al no parar de fumar. Entre los daños que probablemente se causan al feto al fumar son: el retraso mental o problemas del corazón.

29. No se puede negociar lo innegociable.

Dedicamos mucha de nuestra energía a situaciones que nos suceden pero que en realidad están fuera de nuestro control. Nos concentramos en cosas que nos debilitan en lugar de aumentar nuestras fortalezas. El pensamiento se enfoca mucho en cosas que no tenemos en lugar de apreciar lo que tenemos. Debemos dar gracias a Dios, escuchar y ver lo que nos pasa con atención pero sobre todo lo que nos hace sentir alegres y con energía; puede ser la ilusión de un proyecto, la graduación de nuestros hijos, la salud de nuestros seres queridos y de nosotros mismos.

Se nos olvida que tenemos un cuerpo con el cual podemos movilizarnos a donde queramos. Tenemos conocimiento de personas que aún sin brazos y piernas nos dan una lección de pasión por la vida. ¿Qué es lo que realmente nos apasiona? Mi madre sentía una pasión por la vida de manera increíble. Un día le pregunté: "Mami, ¿no te sientes sola?", yo ya vivía en otra ciudad y mis hermanos casados. Mi padre no estaba en ese momento, así que se me hizo fácil hacerle esa pregunta. Su respuesta fue clara y contundente: "No *mijita*, Dios está sentado aquí enfrente de mí solo que no lo puedo ver". Hace algunos años, le pregunté a mi amiga Gina si la gente en su negocio no la hacía enojar y ella me contestó: "No, trato de no enojarme con nadie porque yo veo la cara de Dios en cada una de las personas. Todos somos hijos de Dios y todos somos hermanos". Nunca olvidaré esa repuesta. Eso paso hace más de 25 años y aún lo recuerdo.

Es innegociable el poner atención a nuestro alrededor y el escuchar a las personas. Cuando más atención he puesto a las personas que están a mi alrededor, es cuando he cometido menos errores. Nuestra mente siempre está trabajando, tenemos muchos pensamientos positivos y negativos. Necesitamos relajarnos un momento y escuchar esos mensajes positivos. Somos parte de la maravilla divina que nos ha creado, no importa el nombre que le pongamos.

Pongamos atención a lo que nos dice nuestro doctor, nuestros amigos, nuestros hijos o a esas situaciones que creemos que de momento nos causan una pena infinita. Todo lo que nos pasa son oportunidades de reestructurar nuestra vida y tratar de ver las cosas más positivamente. La mente ofrece resistencia a lo diferente, es su defensa natural al cambio. Nosotros de manera voluntaria podemos ayudar a nuestra mente a aceptar cambios positivos sobre todo los que están relacionados con mejores hábitos alimenticios y con la práctica del ejercicio.

Al desempeñar las actividades diarias puede pasarnos algo que puede influenciarnos de tal manera que nuestro pensamiento cambia e incluso nuestra vida 180 grados. Lo que no podemos cambiar solo nos quita energía para lograr las cosas que ya hemos planeado. Lo experimentamos con nuestros hijos, no negociamos lo innegociable con ellos. Ellos tienen que seguir ciertos pasos que les ayudarán a ser mejores personas y seres humanos. Decirles que hay que estudiar y tener una carrera es algo que no se negocia por ejemplo: el que mi hija desayune o haga todas sus comidas es algo que no se puede cambiar. En mi caso no puedo controlar lo que mi hija come en su escuela, pero a la hora de la cena me tengo que asegurar que va a tener una comida balanceada.

El ejercicio es la experiencia más enriquecedora de mi vida que no puedo negociar ni conmigo misma. Me puse a pensar como poder trasmitir esa sensación tan intensa que siento después de hacer ejercicio y encontré la siguiente analogía: mis células en su totalidad sienten un regocijo total cuando hago ejercicio, algo parecido a lo que siento en la celebración de año nuevo. La celebración de año nuevo para mí, no solo es para festejar sino que es una oportunidad para fijarme metas para el próximo año que está en puerta. Esta misma sensación de regocijo la sienten mis células y mi mente cuando hago ejercicio porque me llena de energía física y mental. Es como la energía que obtiene un carro después de cargarlo con gasolina. Las células de mi cuerpo hacen una fiesta permanente de fin de año que la hace sentir súper felices y en celebración constante todos los días. El gozo que sienten mis células por lo menos 3 a 4 veces a la semana al hacer ejercicio no se limita a estos días. Las células mejoran su eficiencia para transformar los alimentos en energía de manera permanente. Cuando hacemos ejercicio es nuestro cuerpo el que entra en movimiento pero imaginemos que cada una de nuestras células son las que en realidad están brincando al mismo tiempo que nosotros hacemos los movimientos según el ejercicio que estemos haciendo, como correr, trotar, caminar, hacer pesas o lo que más nos guste para ejercitarnos.

¿Por qué nuestro cuerpo y mente se ponen tan contentos cuando hacemos ejercicio? Existe dentro de nosotros una fábrica de energía que mientras más la ponemos a trabajar mejor funciona, ese elemento tan importante dentro de nuestras células se llama mitocondria. Solo necesita combustible para producir energía. Creemos que somos lo que solamente percibimos con nuestra mente pero en realidad son cada una de nuestras células las que retroalimentan nuestra mente. Si cuidamos nuestras células comiendo saludablemente y practicamos el ejercicio son ellas las que nos dan más salud y sentimiento de bienestar. Nuestra mente debe trabajar en conjunto con la manera en que tratamos las células de nuestro cuerpo. Es fácil imaginar esa forma circular o alargada de nuestras células según su tipo, moviéndose de igual forma como nosotros lo hacemos cuando nos ejercitamos. Su funcionamiento se hace más efectivo y también la intercomunicación entre todas las células de nuestro cuerpo, al trasmitirse entre sí los mensajes que mantienen con vida a nuestro organismo. Es un beneficio comunitario pues todas están conectadas de manera muy sabia.

Hacer ejercicio y cambiar la forma en que nos alimentamos por una más nutritiva, es solamente el primer paso para poder sentirnos con más energía, evitar el sobrepeso y prevenir enfermedades.

30. Nuestras células son el principal componente de vida en nuestro organismo.

Debemos modificar nuestra percepción de lo que es el cuerpo: nuestro cuerpo no es solamente la imagen que vemos ante el espejo o un ente de órganos interconectados. Nuestro cuerpo es un macrocosmos formado por pequeñas unidades llamadas células. Nuestras células son esos microcosmos internos que nos mantienen vivos y es gracias a ellas que podemos funcionar como un organismo capaz de realizar nuestras actividades cotidianas (trabajar, estudiar, hacer ejercicio, comer, o dormir).

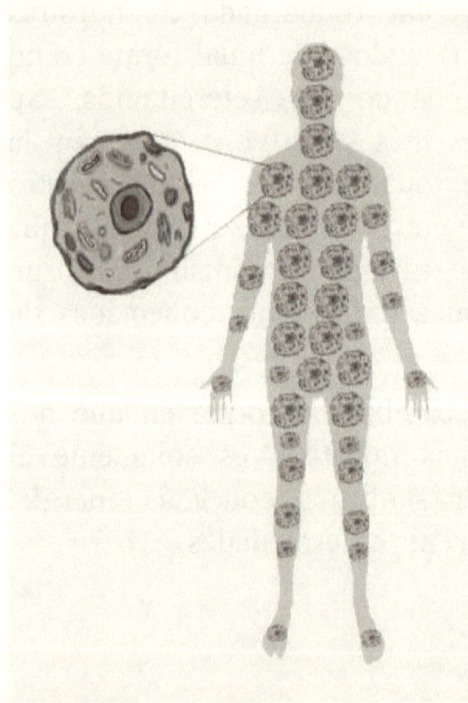

Creemos que funcionan de manera independiente a su albedrío, sin que nosotros las controlemos y no es así. Existen dos formas que pueden ayudar a funcionamiento más efectivo de las células del cuerpo: comiendo sano y haciendo ejercicio. Cuando iniciamos nuevos cambios en nuestro cuerpo son percibidos por cada una de nuestras células. Cambiamos nuestros hábitos para alcanzar algo deseado y en ese momento nuestras células están mandando mensajes diferentes a los que estábamos generando en ella anteriormente.

Las verduras son alimentos en nuestra dieta que pueden causar un impacto a nivel celular. Por su alto contenido en fibra, pueden ayudar a controlar los niveles de azúcar en la sangre, el apetito y la energía que necesitamos para realizar las actividades de la vida diaria. La fibra (soluble e insoluble) puede disminuir la probabilidad de cáncer y reducir el colesterol ya que posee fitofenoles. Estos son antioxidantes que disminuyen el daño al material genético.

Las células del cerebro se benefician principalmente de los alimentos que se transforman en glucosa: los carbohidratos simples y complejos. Los primeros son transforman fácilmente en glucosa en el cuerpo (pasteles, pan y pasta de harina blanca, los refrescos, los cereales empaquetados, y hasta las jugos de frutas). Si consumimos en exceso los carbohidratos simples, las células grasas del resto del cuerpo empiezan a almacenar inmediatamente la glucosa en su interior en forma de grasa. Sin embargo, los carbohidratos complejos se transforman lentamente en glucosa en el cuerpo debido a que están incluidos en alimentos que contienen fibra (verduras, frutas y granos): espinacas, lechugas, coliflor, brócoli, cebolla, rábanos, tomate, camote, espárragos, berenjena, manzana, arroz, lentejas, pepino, jícama y fresas.

Los carbohidratos de harina integral son mejores que los productos de harina blanca porque tardan más tiempo en convertirse en glucosa en el cuerpo. Actualmente hay muchas opciones de alimentos de harina integral: pan, pasta, galletas, "chips", entre otros. Algunas verduras como elote, papa, zanahoria son consideradas carbohidratos simples por su bajo contenido en fibra y alto contenido en carbohidratos.

Las buenas grasas ayudan a perder grasa corporal porque van recogiendo por el interior del cuerpo la grasa mala que está en exceso en las células grasas. El omega 3 –salmón y linaza- y omega 6 ácidos grasos encontrados en aceites de cocinar son ejemplos de grasas buenas. Este tipo de aceites reducen la producción de hormonas pro inflamatorias que nos provocan engordar. Al comer las grasas correctas no solo nos mantenemos sin hambre entre comidas sino que le damos al cuerpo y a sus células lo que necesitan.

El Omega 3 provoca en el cuerpo más tolerancia a los carbohidratos y quema más grasa. Por ejemplo, las células de los músculos se hacen menos resistentes a la insulina y esto provoca que las células aprovechen mejor los nutrientes en forma de energía en lugar de almacenarla en forma de grasa. En el caso de las células del cerebro, las células aumentan la capacidad de memoria. Todos los ácidos grasos buenos (omega 3 y 6) ayudan a reducir la depresión, reducen el riesgo de enfermedades, incrementan la construcción del músculo, y reducen los síntomas de la menopausia.

31. El entorno social influye para poder seguir una alimentación saludable y práctica del ejercicio.

Aunque tengamos el deseo de tener más salud, algunas veces participamos en una batalla constante contra nosotros mismos y con los que nos rodean para optar por lo saludable. No es necesario dar constantes explicaciones a las personas que nos rodean o evitar los ambientes que no nos favorezcan en este propósito. El cambiar nuestra forma de pensar y comportamiento es más bien una decisión propia que no depende de nadie más.

"Cada persona percibe la información según su forma de pensar y de acuerdo a sus experiencias de vida", dijo una importante presentadora de televisión. No todos "recibimos" la misma información aunque venga de la misma fuente, ¿porque es así? La razón es que todas las personas pensamos y percibimos de diferente manera. El primer paso para tener éxito en el propósito de alimentarnos saludablemente, es el fijarnos metas específicas, realistas y que al mismo tiempo nos representen un reto. Es importante fijarse metas en el mediano o largo plazo. La manera de cómo reaccionarán nuestro cuerpo y mente a un cambio importante de alimentación es algo que podemos predecir de alguna manera.

Nuestra genética también es una variable importante. Por ejemplo, si hay sobrepeso en la familia, esto puede influir en la respuesta nuestro cuerpo para adaptarse a una nueva alimentación. El conocimiento de nuestro cuerpo nos ayuda a encontrar el mejor tiempo para llevar a la práctica el plan que queramos empezar para mejorar nuestra salud: ejercicio, comer mejor, etc.

Cuando voy a un restaurante, siempre pido ensalada Cesar con pollo o pescado con verduras, lo hago desde antes de casarme. No es necesario dar explicaciones a las personas cuando siempre escogemos ensalada en un restaurante, o comida saludable durante algún evento. En casa, uno mismo se puede rodear de un ambiente que ayude a que comamos más verduras, frutas, y menos alimentos refinados – galletas, pan, pastel y chips-).

32. Ser constante en un estilo de vida sano.

Todavía recuerdo cuando mi madre me dijo por teléfono en una larga distancia: "que se te quite de la cabeza que te vas cambiar a otra universidad, allí vas a terminar la carrera de biología y esa es mi última palabra". Esas fueron sus palabras después de que ya había hecho un cambio de ingeniería química a biología. Estaba en la preparatoria cuando decidí que biología era lo que deseaba   estudiar pero el cambio significativo de la preparatoria a la universidad me causó inestabilidad.   No me sentía en mi mejor momento emocionalmente porque extrañaba a mi familia y tenía que esforzarme mucho más de lo que estaba acostumbrada, aunque siempre había sido muy estudiosa. Tanto era el cambio que mi cuerpo y mente estaban experimentando, que no sabía cómo responder para enfrentar el reto al   iniciar mi carrera en otra ciudad.   Pero fue mi madre la que me ayudó a mantenerme enfocada en mi carrera de biología cuando le comenté que había diferentes opciones de biología en otras universidades. La calma llegó después del primer año, empecé a ser constante y perseverante nuevamente en el estudio, con la confianza de estar haciendo un muy buen papel como universitaria. El principio del cambio es lo más difícil pero "el hábito hace al monje".

Cuando nos fijamos una meta y nos damos cuenta que no es   fácil alcanzarla, a veces tendemos a rendirnos poco después de iniciar.   Lo mismo pasa cuando empezamos un nuevo plan alimenticio, con o sin un nutriólogo. Debemos ser constantes al seguir los cambios propuestos, esto logrará que estos se conviertan en hábitos que perdurarán en el largo plazo. Una vez logrado el objetivo de comer sanamente, es importante seguir conociendo los alimentos y sus mejores combinaciones. Nos brincamos comidas porque creemos que así podremos adelgazar más rápido y porque creemos que ése es el objetivo original de cambiar un hábito alimenticio. Debemos tener además un propósito original y auténtico por amar la vida para incrementar nuestros hábitos alimenticios saludables. Enfocarnos en ese principal objetivo nos puede ayudar a tener más éxito para elegir alimentos saludables.

Estando en el último semestre de la preparatoria, mis mejores amigos y yo estábamos en una reunión con el maestro de orientación vocacional y él nos hizo una pregunta interesante: "¿Qué es lo más importante para ustedes?" Y todos contestamos de diferente manera: "Para mí el amor es lo más importante", contestaron algunos de mis compañeros, pero recuerdo que mi respuesta fue firme y decidida: "la vida es lo más importante para mí".

Debemos tener un propósito relacionado con el mejoramiento de nuestra vida, con todo lo que implica para el cuerpo y la mente misma al plantearnos un cambio positivo en la forma en que comemos. No se trata de prohibiciones sino de saber elegir y saber de cantidades que debemos comer. Desechemos la idea de que tenemos prohibido comer lo que nos gusta y los alimentos deliciosos poco saludables para el cuerpo. Debemos enfocarnos en el basto número de alimentos nutritivos que podemos disfrutar y complementarlo con un sin fin de otras opciones que pueden mejorar nuestra salud y calidad de vida.

Estamos en este mundo porque Dios nos ha dado la grandiosa oportunidad de experimentar la vida. Las probabilidades de estar aquí son infinitamente bajas y se nos ha dado una forma inteligente de vida en un perfecto cuerpo humano. La vida es un regalo de Dios pero solo la valoramos cuando nos enfermamos. Prometemos llevar una vida más sana pero no somos constantes. ¿Cuantas veces tratamos de dejar de fumar pero sin éxito? Yo misma estuve en esa situación. Mi marido fumaba y yo también, después de un año de casados decidimos tener un hijo y decidimos que antes de salir embarazada ese era el momento para terminar con ese mal hábito. La promesa fue sin marcha atrás y definitiva, no me enfoqué cuantas veces lo había intentado pero sin éxito. Solo me concentré en la idea de embarazarme, si Dios así lo quería, y de cuidarme. La palabra "cuidarme" quizás tuvo más peso que nunca en mi vida pues ya no era nada más yo adentro de este cuerpo sino alguien más del cual era responsable.

33. Concentrarnos más en las células grasas que en la palabra sobrepeso.

Nuestro espejo no miente y nuestra ropa tampoco cuando no nos queda como antes debido al exceso de grasa en esos lugares poco deseados como la cintura, piernas, estómago, el área de la espalda o los glúteos. La verdad es que deseamos que nuestra ropa se nos viera mejor y luciera más. Entonces nos damos cuenta que tenemos "sobrepeso", y claro, la báscula es la que menos miente. Asociamos la palabra sobrepeso con dos palabras más: dieta y ejercicio. Nuestra mente no asocia estas palabras con la acción tan sencilla de eliminar las células grasas. No es fácil reprogramar nuestra mente para realizar un cambio que por lo regular no es de nuestro agrado, como el estar a dieta con nuevos alimentos y a lo mejor seguir un diferente horario de comidas.

Al escuchar a otros decir que tenemos que ponernos a "dieta", pensamos que debemos comer lo que no nos gusta. Percibimos el concepto de "dieta" que promete quitarnos ese sobrepeso marcado por la báscula, pero no lo asociamos con salud y más energía para el cuerpo. El sobrepeso no es resultado del aumento en cantidad de células grasas, es el resultado del aumento en el volumen de las mismas. Son estas células con exceso de volumen por la grasa almacenada, las que acaparan casi todo lo que comemos y lo almacenan en forma de grasa, evitando que el resto de las células lo aproveche en forma de energía para funcionar y reconstruirse. Es importante seguir un plan alimenticio que nos ayude no nada más a bajar de peso, sino a disminuir el contenido de grasa de estas células. Para lograr este objetivo, es recomendable evitar las dietas extremas porque estas nos hacen perder peso pero esto es posible porque lo que se pierde es solamente agua (nos deshidratan).

El proceso de reconstrucción celular es un proceso constante, sobre todo la reconstrucción de músculo que es necesario después de hacer ejercicio. Las células del cuerpo se están muriendo y renovando constantemente. Las proteínas forman parte importantísima para lograr este vital objetivo pues son como los ladrillos que construyen una casa para la célula. Podemos mantener nuestro deseo de lograr la meta de bajar de peso si somos constantes en nuestra meta de reducir el volumen de las células grasas de nuestro cuerpo, sobre todo la grasa de esa pancita que ganamos después de tener un hijo. Después de casi ocho años por fin pude perder esa grasita que se había acumulado en el abdomen a pesar de ser esta la parte más difícil pude reducir la grasa acumulada. Sin embargo, no pensaba que estaba a dieta ni me concentré en el tiempo. Aprendí a conocer los alimentos y cómo combinarlos. También me concentré en comer balanceadamente: verduras con fibra bajos en carbohidratos, proteína –pollo y pescado- y grasas buenas como aceite de oliva. Sabía que si comía carbohidratos extras y no hacía ejercicio esos se transformarían en grasas e incorporarían con mis ya presentes y voluminosas células grasas que tenía de más en mi abdomen, piernas y hasta en la cara. Tampoco podemos dejar de comer carbohidratos pues si lo hacemos entonces nuestro cerebro, el cual los usa como primer combustible, echa mano de nuestros músculos.

Los músculos evitan que salgan más arrugas y es el que me ayuda a quemar el exceso de grasa en las células. Regla importante para recordar: "mientras más músculo tengamos, más grasa podemos quemar".

No es necesario privarse de comer cuando se opta por comidas saludables y balanceadas. Lo que tenemos que hacer es simplemente seguir el patrón de incluir en todas nuestras comidas estos tres macronutrientes: carbohidratos, proteínas y grasas, sobretodo grasas buenas. Para adquirir un nuevo comportamiento o hábito es necesario repetir la misma acción o dejarla de hacer por un determinado tiempo. Una ventaja acerca de mis hábitos alimenticios es que no me molesta desayunar, comer o cenar lo mismo por tres o cuatro días a la semana. La necesidad de cambiar mi menú puede llegar cada cierto tiempo pero pueden pasar muchas semanas o meses para que eso suceda.

Sino cuidamos nuestra alimentación, el cuerpo lentamente va acumulando sobrepeso con el paso de los años, eso se traduce en el aumento de grasa en las células de algunos lugares del cuerpo (abdomen, piernas, y hasta la papada o debajo de los ojos). Algunas veces al escuchar las palabras dieta y ejercicios nos vienen a la mente los siguientes pensamientos: "que flojera", "no tengo tiempo", "soy una gordita feliz", "¿porque voy a ponerme a dieta? ¿Para qué comer sano? si me encanta comer y es mi gusto". Con estas frases justificamos el vivir como "queremos vivir" y no como "debemos vivir". La comida debe ser considerada como un medio para vivir y no un fin, es un recurso que nos ayuda a lograr la meta de sobrevivir mejor y más sanamente.

34. ¡Fuera perfección del cuerpo!

Aproximadamente me tomó ocho años llegar al peso que tenía antes de tener a mi hija. No es necesario que me vea igual que antes de tener a mi hija, las células del cuerpo van cambiando. Es normal aceptar esos cambios. Los seres humanos envejecemos física y mentalmente, es una ley de la vida: nacimiento y muerte.

Existe una relación entre la energía de las células que las mantiene en movimiento y nuestra mente. Mantener en buenas condiciones nuestras células es mantenernos sanos en mente y espíritu. Es la mente donde conviven los pensamientos y las emociones. Cuando decimos, "me comeré ese pastel completito pues me lo merezco por trabajar mucho" o "no desayuno porque no me da hambre", es nuestro pensamiento (deseo de llevar a cabo la acción de comer) en alianza con la emoción (recompensa) que dirige a nuestro cuerpo.

Podemos planificar y lograr metas en todos los ámbitos de la vida sin importar la edad. Son los pensamientos y emociones los cuales hemos "alimentado" desde la infancia los que nos provocan reaccionar de manera específica.

35. Nuestra protección ante los cambios.

Nuestra mente se resiste a los cambios como una manera de protección, la naturaleza nos dio esa habilidad. En ocasiones damos por hecho, inconscientemente, que no deseamos hacer un cambio muy drástico en nuestra rutina diaria. Al nosotros tratar de mejorar nuestra alimentación, la mente trata de mantenernos en el mismo patrón de pensamiento y conducta. Es una lucha constante la que tenemos en nuestra mente por reemplazar los viejos pensamientos por los nuevos. Nuestros nuevos pensamientos llevados a la práctica nos pueden ayudar a enfocarnos en una nueva ruta hacia la salud. Platicando con una compañera terapista de lenguaje me comentó que a los niños generalmente les toma 21 días lograr los objetivos relacionados con sus habilidades de lenguaje.

Nuestra mente está en su zona de comodidad o de "confort" cuando no tiene que planear y replantearse nuevos pensamientos o ideas. Recuerdo que cuando decidí estudiar mi primera maestría (Administración) me plantee lo siguiente: ¿Cómo podré aprender más rápido algo totalmente nuevo para mí?, ¿cómo pasaré mis materias con buenas calificaciones? Yo tenía que sacar buenas calificaciones, era la principal condición para que mi empresa me pagara un gran porcentaje de la maestría. Entonces mi plan fue el ser proactiva: antes de que empezar el trimestre, me compré los libros de una de las materias y me puse a leer por los primeros capítulos. Esa estrategia me ayudó a preparar mi mente para comprender mejor esos temas completamente nuevos para mí, pues ni siquiera podía relacionarlo con mi experiencia de trabajo. No desistí de la idea de estudiar esta maestría aun cuando no tenía carro para ir a la escuela. Tuve que pagar taxi la mayoría de las veces para poder llegar a la escuela pero la parte más difícil era el regreso a casa. ¿Cómo le haría si no había taxis en la noche al salir de la escuela? Tuve que mentalizarme a pedir el favor a mis compañeros de regresarme a mi casa. Había ocasiones que experimentaba mucha intranquilidad antes de salir de las clases y no podía ni concentrarme. Mis pensamientos eran "¿a quién le pido que me lleve a mi casa ahora?" Esa frase de que "si las cosas que valieran la pena fueran fáciles, pues cualquiera las haría" es completamente cierta. Los grandes cambios relacionados con mejorar la salud vienen acompañados de grandes esfuerzos no solo para nuestra mente sino para nuestro mismo cuerpo.

Si tenemos un exceso de sobrepeso el cuerpo nos da señales de que algo no está funcionando correctamente. Algunas de estas señales son presión y colesterol alto. Ese tipo de señales ayudó a mi cuñado a replantearse el hábito de comer lo que más le gustaba por el de tratar de comer más sano poniéndose a dieta. Ese paso tan importante le implicó un cambio drástico en su vida, pues llego a perder hasta 50 libras en cuatro meses.

36. Nuestro testimonio es la clave para cuidar nuestra salud.

Todo empezó desde cuando recibí esa llamada desgarradora de mi cuñada. Era un 3 de marzo a las 8:15 de la mañana, ella me dijo sin rodeos que mi madre había muerto. ¡No lo podía creer! ¿Cómo creerle a mi cuñada? Mi mamá y yo habíamos hablado dos días antes y ¡ahora ya no estaba viva! Me dijo muy brevemente entre llantos que mi mami había tenido un infarto en la casa que le provocó una caída. Mi padre la llevó al hospital pero allí le dio un infarto fulminante del cual no sé pudo reponer, tenía solamente 61 años cuando su corazón se detuvo. Ella sufría de presión alta y colesterol un poco arriba del nivel apropiado.

Fue entonces que empecé mis visitas de rutina con mi doctor y descubrí que mi colesterol estaba por arriba de 240 cuando el límite de moderadamente regular es 200. Lo ideal es tener el número total de colesterol abajo de 200 sino es así, el riesgo de tener enfermedades del corazón es muy alto. Afortunadamente mi presión ha sido de normal a baja. Un factor que me ayuda a mantener mi presión baja puede ser la práctica del ejercicio a lo largo de mi vida. En ese tiempo aproximadamente tenía dos kilos y medio arriba de mi peso normal, los cuales había aumentado después de tener a mi hija. Ese fue el primer susurro a mi conciencia: debía empezar a monitorearme sobre todo los niveles de colesterol y la glucosa pues mi padre había sido diagnosticado con diabetes a los 60 años. Eso sucedió un año antes de que muriera mi madre.

Todos estos acontecimientos familiares me llevaron por una ruta consistente y firme de encontrar el mejor camino para no enfrentar esos problemas de salud. Aunque eso solo Dios lo puede predecir, decidí que haría todo lo que estuviera en mis manos para que por medio de una sana alimentación y ejercicio pudiera revertir esa información probablemente presente en mis genes.

Luego, empecé a estudiar mi segunda maestría en un afán de olvidarme del dolor que para mí representaba la ausencia de mi madre. En ese tiempo mi hija tenía apenas un año y también seguía con mi trabajo de maestra de segundo año de primaria. Me tomó cuatro años completar mi segunda maestría en educación con especialidad de evaluadora de diagnóstico. Yo tenía 38 años en ese tiempo y mi vida estaba más que ocupada: bebé, estudiando maestría en otro idioma y además trabajando. No había mucho tiempo para el ejercicio en esos días. Pero mis visitas al doctor eran anuales, sin falta. Mi colesterol seguía arriba de 200 mg/dl y llegué a tener 265 mg/dl. Al terminar mi maestría conseguí trabajo como evaluadora de diagnóstico pero también conseguí un aumento considerable en mi colesterol. Estaba haciendo más ejercicio pero el estrés de un nuevo trabajo muy diferente a lo que hacía como maestra influyó. Cambié de doctor, mi dieta y me empecé a informar todavía más acerca de los alimentos que me ayudarían a bajar mi colesterol.

Empecé a comer alimentos bajos en grasa y a comer atún 3 veces a la semana pero descubrí que el atún tenía mucho mercurio así que lo empecé a combinar con latas de sardinas en salsa de tomate, ahumadas y salmón en lata o al horno. El pescado que menos acumula mercurio es el de menor tamaño: las sardinas. El mercurio es una sustancia que puede ser dañina para el cerebro. El queso feta es de mis preferidos, también puede ser bajo en grasa y le da un sabor especial a mis ensaladas, tacos de frijoles o sándwiches con jamón de pavo.

37. Nuestra reacción ante eventos importantes en nuestra vida.

Actuamos a los eventos importantes de la vida según el estado de "evolución" en el que estemos.

Desde que la muerte sorprendió a mi madre, he concentrado mucha de mi atención en buscar y tratar de mejorar la salud, sobretodo he perseverado en la práctica del ejercicio. El ejercicio me da energía y entusiasmo por lo que hago. Algo que también es muy positivo del ejercicio es que el cuerpo tiene la capacidad de producir sus propios antioxidantes. Las endorfinas y las serotoninas (hormonas y neurotransmisores) que producimos al hacer ejercicio nos ayudan a reducir estrés y experimentar un sentimiento de satisfacción y logro por todo lo que hacemos. Son parte importante de las conexiones internas de las células y además les llevan un mensaje de felicidad y tranquilidad. También he aprendido a escuchar a mi cuerpo, he aprendido que el estrés y la falta de una buena alimentación son factores que pueden provocarme un aumento en el colesterol malo.

Una segunda lección de vida fue cuando mi hermano Víctor (menor que yo) a sus cuarenta años tuvo una cirugía porque se le estaba tapando una arteria del corazón. Sobrevivió por un milagro de Dios y le tuvieron que poner una malla en su corazón. Su vida cambió para siempre al presentarse esa situación tan crítica y la mía también. Mi hermano nunca ha fumado pero quizás la genética, una alimentación no muy favorecedora y el estrés del trabajo le provocaron ese mini infarto. Tuvo que cambiarse con su familia de residencia por motivos de trabajo, después de dos meses de mudarse a otra ciudad mi hermano le comentó a mi cuñada: "Siento un dolor agudo en el corazón sobre todo cuando se esforzaba físicamente". Un día jugando basquetbol recibió ese dolor y entonces dijo: "Ya es hora de ir al doctor", entonces el doctor descubrió que mi hermano tenía una arteria obstruida. Su sangre fluía por esta arteria en un diámetro similar al de un cabello.

El doctor le dijo que estaba vivo de milagro. Fue entonces cuando se le practicó una cirugía de emergencia y se le puso una malla en la arteria que estaba casi completamente obstruida para evitar un infarto fatal. La malla evita que la arteria se vuelva cerrar en el futuro. Ahora mi hermano tiene que tomar medicamento de por vida por la presencia de la malla (stent) en la arteria para evitar que le suba el colesterol, antidepresivos (para evitar emociones fuertes) etc.

Todos los anteriores eventos me hicieron reflexionar acerca de lo que pudiera pasar en mi organismo si no empezaba a reestructurar mi forma de vida. A los cuarenta años, nuestro cuerpo empieza a perder la habilidad de ser eficiente al momento de metabolizar los alimentos.

Es importante que separemos tiempo y programemos nuestros chequeos anuales. Las visitas al doctor no se deben limitar solamente a las ocasiones que nos enfermamos. Un chequeo anual incluye la consulta con el doctor y exámenes de laboratorio. La información más importante que obtenemos de estos últimos son nuestros niveles de colesterol y niveles de azúcar en la sangre ya que estos pueden revelar mucho de esa herencia que tenemos registrada en nuestros genes los cuales están localizados hacia el centro de nuestras células.

38. Casualidad o conciencia.

Un día llevé a mi hija a la biblioteca cuando me di cuenta que estaba enfrente de los libros que hablaban de cómo cuidar la salud y la buena alimentación, antes de ver de ese lado de los estantes había visto un libro gigante con la portada de elefantes. El elefante es mi animal favorito, tengo fotos de este bello animal por toda mi casa. Hasta tenía un mueble con cojines de elefantes. Representa para mí el símbolo de buena suerte. Esto fue como una señal de que algo muy importante para mi bienestar estaba muy cerca. Ciertamente mis conocimientos como bióloga fueron fundamentales para comprender mucho más esas formas circulares o semicirculares que rigen el funcionamiento de mi cuerpo llamadas *células.*

En internet existe todo tipo de información de cómo mejorar la salud, el estilo de vida, como actúan los alimentos en nuestro cuerpo, como están categorizados los alimentos, y cuál es la función de los mismos en nuestro organismo a nivel celular. Yo misma adquirí una dieta con una famosa nutrióloga vía internet, pues ella estaba fuera del país diferente al mío así que esa era la forma más factible de hacerlo. Para mucha gente el pensar que no van a comer pan o tortilla es una tragedia, para otros el pensar mejorar la salud sacrificando el comer carne todos los días es lo más inhumano. Todo esto se evita cuando aprendemos que NO necesitamos restringir alimentos para lograr una buena salud. Lo más importante es: saber qué estamos comiendo, la mejor manera de combinar los alimentos, cuándo comerlos y qué cantidades son las apropiadas para nuestro cuerpo de acuerdo con nuestro estilo de vida.

Recuerdo que cuando empecé mi primera maestría tuve que tomar un curso de computación y hasta comprarme una computadora. Tuve que aprender a usar un procesador de palabras, eso fue a principios de los noventas, para mí fue un gran avance en la forma de manejar la información.

En la actualidad usamos la tecnología como las redes sociales, celulares entre otros medios. Son parte de nuestra vida diaria y las podemos utilizar para informarnos de consejos relacionados con la salud aunque los especialistas como bariatras, nutriólogos y doctores serían los expertos en ayudarnos a mantenernos saludables.

39. Evitando las comidas fritas.

Al cocinar a la parrilla, al horno o al hervir, evitamos aumentar las calorías por gramo de lo que comemos. Hay alimentos que tienen más calorías que otros. De los tres grupos importantes de macronutrientes –carbohidratos, grasas y proteínas- que existen, el de las grasas es el que nos proporciona más calorías que se traducen en energía en el cuerpo o en su defecto en más grasa para las células grasas si no quemamos esas calorías extras.

En casa acostumbramos a cocinar utilizando un asador de gas que tenemos en el patio. Una de las principales indicaciones que se le hace a las personas que llevan un régimen para perder peso es el de cocinar en asador o a la parrilla. La carne por más desgrasada que esté, siempre va a tener esa grasa de origen natural llamada grasa saturada. El pollo tiene menos grasa inherente en su composición pero hay que evitar su piel, pues está llena de grasa. Si necesitamos comer mucho para estar satisfechos, lo que debemos es informarnos de los alimentos que tengan más fibra y menos azúcar como las espinacas, nopales, cebolla, ajo, coliflor, brócoli, calabacitas, champiñones, todas las modalidades de chiles morrones y de otros chiles. Los chiles incrementan nuestro metabolismo, aumentan el gasto de energía en los procesos vitales de nuestro cuerpo y le avisan a nuestra mente mucho más rápido que ya no tenemos hambre.

40. Lo único constante es el cambio.

Lo único permanente es el cambio. Sí, el cambio hacia hábitos que mejoren nuestra salud. Debemos cultivar hábitos saludables y pensamientos positivos para mantenernos alejados de las enfermedades crónico-degenerativas como las enfermedades cardiovasculares, presión alta, diabetes, cáncer, etc. Cuando deseamos dar un giro o cambio en nuestra vida usamos la frase "Renovarse o morir". La utilizamos cuando tratamos de reinventarnos para mejorar nuestra vida en todos los sentidos. La mente tiene la capacidad de aceptar esos cambios, se lo hacemos saber por medio de nuestros pensamientos y la manifestación de nuevas conductas o comportamientos.

Mis papás no tenían muchos recursos económicos pero mi madre se encargó de que siempre tuviéramos en nuestra cocina alimentos nutritivos como las verduras, frutas, pollo, y pescado. Recuerdo que había en el patio de mi casa dos árboles de fruta: guayaba y guanábana. Mi madre no era una gran cocinera en términos de inventar o reinventar comidas y yo tampoco tengo esa cualidad pero con la diferencia que me he informado mejor de los alimentos que me dan más salud y como debo combinarlos en cada comida. Recuerdo sus pastas pero en caldo con pollo y verduras. Los desayunos suculentos con huevos, frijoles, tortilla y algunas veces fruta como la papaya la cual era una de las frutas preferidas de mi mamá. El plátano siempre estaba presente en mi casa y así lo hago en la mía también. Las frutas son el componente principal de un licuado nutritivo que toma mi hija diariamente: una cucharada de avena sin cocinar, arándanos, plátano, fresa, linaza molida y un poco de jugo de naranja. Este licuado es rico en minerales, vitaminas, antioxidantes y fibra.

Nunca es tarde ni muy temprano para empezar a cuidar nuestra salud. Hemos sido dotados de una inteligencia natural, hemos adquirido conocimiento intelectual proveniente de nuestra educación académica y también otras habilidades y conocimientos provenientes de nuestro entorno y hogar. Dentro de estas habilidades hay dos que deben practicarse constantemente y hasta ser modeladas por nuestros papás: comer y practicar ejercicio.

Nuestra mente no ve los límites, somos nosotros los que nos ponemos límites para lograr los cambios que queremos en nuestra vida y cuándo decidimos hacerlo. El reinventarnos sin importar la edad es una gran capacidad de nuestra mente, podemos tomar la decisión de comer, vernos y sentirnos -mejor para evitar enfermedades o cirugías. A sus 72 años, mi suegra, decidió ponerse a dieta para evitar una cirugía de rodilla y de cadera. Algo muy importante que le ayudó a complementar su dieta fue la práctica del ejercicio en su casa con una bicicleta estacionaria.

Cada uno de nosotros experimentamos en nuestra vida la necesidad de renovarnos de alguna manera. Puede ser el intentar dejar de fumar, estar a dieta para bajar esos kilos que tenemos extras, o iniciar esa profesión que se nos complicó terminar y por fin encontramos la forma de hacerlo. Son un sin fin las decisiones que podemos tomar para renovarnos en un momento determinado.

Recuerdo que un maestro solía decirnos que lo único permanente es el cambio. El cuerpo también experimenta esos cambios aún sin nosotros notarlo, es el reloj biológico. Como seres vivos, experimentamos las etapas normales de nacer, crecer reproducir y morir. En la vida nos preocupamos por prepararnos intelectualmente. Sin embargo, nos ha faltado prepararnos para cuidar la parte interna que no vemos, a menos que nos sintamos enfermos y visitemos al doctor para que él nos explique cómo está funcionando nuestro cuerpo. Este funciona en automático y de manera involuntaria aún si estamos dormidos, pero somos nosotros los que le proveemos los recursos vitales para que nuestra máquina interna trabaje bien.

41. Hábitos saludables.

Todos los proyectos que nos planteamos tienen un motivo, no debemos enfocarnos nada más en lo que implica el proyecto en sí, debemos mirar también hacia la meta. Recuerdo que cuando empecé con el proceso de ser maestra de primaria bilingüe en otro país, me la pensé un año. La sola idea de empezar una nueva carrera, trabajar con gente en otro idioma y mudarme de país me parecía una meta lejana, pero todo empezó cuando me decidí a hacerlo. Decidir hacer algo o tener la *determinación* de hacer algo que requiere esfuerzo, ése es el primer paso. Me tardé un año para dar ese paso. Dije: "lo voy hacer, voy a empezar a prepararme para ser maestra bilingüe". El primer paso estaba dado. El siguiente paso no era más fácil que el primero, pues entraba a las etapas del papeleo, pasar exámenes, tomar cursos y pagarlos. Cuando todo esto estaba listo, nuestras visas se aplazaron dos meses más de lo previsto y yo ya no estaba trabajando. Este contratiempo era algo que no había planeado, no dependía de mí, así que tuve que ahorrar más dinero. Eso mismo puede pasar cuando estamos decididos a mejorar nuestra vida, no siempre controlamos los factores o el ambiente que nos rodea. Ponemos en nuestra mente un plan para beneficiar nuestro cuerpo con el objetivo de ayudarlo a funcionar mejor, evitar enfermedades, alargar nuestra vida y vernos más jóvenes.

Otro paso importante en mi vida fue cuando inicié mis visitas anuales al doctor y obtener cada año los análisis clínicos que revelaran sobretodo mis niveles de colesterol y glucosa en la sangre. Estamos a acostumbrados   a ver nuestras fotos, solos, con familiares o amigos, pero no tan acostumbrados a ver esa foto interna de cómo está el sistema bioquímicos en nuestro cuerpo.

42. Snack nutritivos.

Debemos tener disponibles en nuestra casa y a donde vayamos los *"Snacks"* como: las nueces, zanahorias chiquitas con un poquito de queso amarillo, pepino con poca sal y/o chile, almendras tostadas o naturales, pepino con un poco de humus, fresas con canela y un poco de queso *cottage* bajo en grasa entre muchos otros. A mi hija le encanta comer zanahorias crudas desde que era pequeña para snack. Las palomitas bajas en grasa podrían ser algunos de los snacks para calmar el hambre antes de cada comida.

Mi hija y yo nos fuimos de vacaciones con dos de mis mejores amigas y sus bebés. Una de ellas y yo llevábamos diferentes *snacks*. Ella llevaba sus papas fritas (¡que le encantan!). Yo llevaba unas zanahorias con el quesito amarillo que venía con unos palitos de pan. Entonces, le comenté a una de ellas que esa combinación me permitiría tener menos hambre antes de la siguiente comida y comer menos de los otros snacks que uno no puede parar de comer por no quitar el hambre (papas fritas y galletas). Las zanahorias acompañadas con el queso no se digieren desde la boca gracias a la combinación de carbohidratos y fibra (zanahoria), proteína (queso) y la grasita del queso amarillo. La digestión va liberando lentamente el azúcar de la zanahoria a la sangre en forma de glucosa. Entonces, la hormona que avisa al cerebro que el estómago está vacío no se activará pues está llevándose a cabo la digestión. Al metabolizar de esta manera la glucosa en sangre aprovechamos mejor los macronutrientes (carbohidratos) provenientes de los alimentos en forma de energía.

43. Nuestra salud no se negocia.

Nos recompensamos cuando tenemos algún éxito en nuestro trabajo o por hacer un excelente rol como amas de casa. Sabemos encontrar un sin número de formas para recompensarnos comiendo nuestros alimentos favoritos. Todo o mucho de esto lo decidimos sin ni siquiera escatimar en el precio monetario o sin saber cómo afecta nuestra salud.

El cuerpo necesita mínimo tres comidas balanceadas al día. Muchas veces negociamos erróneamente con esta necesidad "No voy a cenar porque comí muchísimo a la hora de la comida" o "Como me comí un pedazote de pastel, ahora tendré que hacer 1 hora de ejercicio en lugar de 45 minutos". Nuestro cuerpo no entiende ese "trueque". Lo más adecuado es negociar comiendo el pastel que nos gusta pero no en exceso o voy a comer lo suficiente para no estar llena a la hora de la cena.

El mejor momento para comer lo que nos gusta en moderación es después de hacer ejercicio, pues en ese momento nuestras células están quemando la grasa y los azúcares de nuestro cuerpo para darnos energía. Las grasas y los carbohidratos son los grupos de comida de los cuales tenemos menos conciencia al elegirlos. Las grasas tienen un poder calórico más elevado que ningún otro grupo de alimentos y por eso nos cuidamos de las grasas pero no sabemos cuidarnos de los carbohidratos.

Es importante la percepción que tenemos de nosotros al momento de empezar una dieta más sana y al hacer ejercicio. Si aceptamos esto sin mucha resistencia nos sentiremos mejor, entonces nuestra mente empieza a conectarse más rápida, física y químicamente con los sabores y olores de la comida sana así como a las nuevas sensaciones de tener más energía por hacer ejercicio. Entonces nuestro cuerpo empieza a cambiar y su interior también. Recuerdo que al terminar la carrera conocí una de mis mejores amigas que logro un cambio favorable en su cuerpo. Esto gracias a la práctica constante del ejercicio y una alimentación saludable.

44. Pedir ayuda.

Es importante que al decidir iniciar un plan alimenticio para mejorar nuestra salud pidamos apoyo a nuestra familia. Es necesario mencionarles de los cambios en la alimentación y tratar de cocinar platillos que también le puedan gustar.

Si cuando vamos a comer a un restaurante o estamos en una fiesta hay alguna persona que nos insiste en comer algo no beneficioso para nosotros, lo que podemos decirle es que estamos tratando de mejorar nuestra alimentación y que no podemos comer de todo lo que se nos ofrezca. Sobre todo los alimentos con muchos carbohidratos (pastel, refrescos, galletas, frituras, etc.) o mucha grasa (quesos, jamón, salchicha, comida frita, etc.). Evitemos los refrescos y tomemos más agua natural, té o aguas frescas (de frutas naturales). Cuando vamos a un restaurante podemos pedir agua natural, varios limones, exprimirlos y endulzar con azúcar o un substituto de azúcar (*Stivia* o *Splenda*). Al ir a un restaurante, podemos pedir nuestro platillo favorito y añadir una ensalada. Esto nos ayuda a quedar satisfechos más rápido evitando comer en exceso. No es necesario que nos terminemos de comer toda la comida en el plato, podemos pedir lo que nos sobró para llevar y comerlo más tarde.

45. Precaución con las comidas *light*.

Existen en el mercado una gran cantidad de alimentos light que significa bajos en grasa o endulzados con sustitutos de azúcar. Las calorías contenidas por porción en un producto light no son las mismas comparadas con productos que no lo son: un yogurt light tiene menos grasa que un yogurt que no es light. Pero si optamos por comer dos yogurts light entonces estamos comiendo más grasa y más calorías.

Actualmente, algunos restaurantes ofrecen postres preparados con sustitutos de azúcar como splenda. Es una buena opción cuando queremos pecar con algún postre. *Splenda* es un substituto artificial del azúcar que nos proporciona menos carbohidratos que el azúcar normal y sin calorías. *Stevia* es otro sustituto del azúcar pero la diferencia es que éste es natural y nos proporciona menos carbohidratos que la azúcar normal pero cero calorías (checar la tablas nutricionales de estos productos para más información). Cuando optamos por endulzar el café con *Stevia* o agregarle crema (sin azúcar o sin grasa) debemos cuidar la cantidad que usamos de estos productos.

La clave para consumir los alimentos light es estar consciente de las porciones.

Otros productos light son la sal y salsa de soya bajas en sodio. Cuando consumimos alimentos con mucho sodio como los productos enlatados entonces nuestro cuerpo puede retener líquidos y puede ser perjudicial para la presión alta o para la salud en general.

46. La influencia del medio ambiente al elegir las porciones de comida.

Vemos anuncios de comida en todos lados: televisión, revistas, internet, en las calles, centros comerciales y hasta promociones que llegan a nuestra casa. Las porciones en estos son exageradas. Esto influencia de alguna forma en nuestros hábitos alimenticios.

En los restaurantes de comida rápida son muy frecuentes las ofertas del "dos por uno" o pagar un poco más por una porción doble o más grande. Estas promociones parecen buenas para el bolsillo pero no los son si analizamos las calorías que contienen. A mi hija le encanta la hamburguesa de un restaurante de comida rápida pero cuando se la compro la pido sin las papas fritas porque ¡no se las termina! ¿Porque comprarle más comida cuando no se la terminará?

Mientras más grande sea la porción en nuestros platos mayor la cantidad de calorías extras que son innecesarias para nuestro organismo. Las calorías son el producto de la digestión de los alimentos que comemos. Las necesitamos para poder vivir y para hacer las tareas cotidianas de nuestra vida. Este proceso de transformar los alimentos en energía se realiza dentro de nuestras células.

Siempre le he trasmitido a mi hija la importancia de cuidar las porciones al momento de comer. Nunca la obligo a comer si ya no tiene hambre y siempre me dice: "Mami, ya no tengo hambre y hasta aquí como." Cuando servimos porciones adecuadas a nuestros hijos, ellos no deben tener la opción de pedir más, sobre todo cuando consumen alimentos con mucha azúcar como la nieve. En lugar de prohibirle estos alimentos, es más conveniente explicarles porque no es bueno comerlos en exceso y darles otras opciones nutritivas que sean de su interés.

Siempre tengo en mi casa fruta, verduras pero también galletas y nieve. No es algo que yo le ofrezca a mi hija pero ella sabe que tiene la opción de pedirme con la condición de no excederse en las cantidades. Ella sabe que es importante cuidar las porciones porque yo le explico las razones. Nuestros hijos son capaces de comprender que mucha azúcar puede no solo dañar los dientes sino el resto de nuestro organismo, solo tenemos que explicárselos.

En algunas ocasiones, mi familia y yo fuimos a un restaurante donde se sirven unos desayunos deliciosos y *"panqueques o hotcakes"* exquisitos. Sus desayunos de huevo batido con espinacas y champiñones son mis favoritos. Un día que fuimos, descubrimos que las porciones en los platos habían disminuido así como el tamaño del plato. Los platillos solían ser gigantescos pero ahora tienen un tamaño normal. Este cambio tal vez fue una solución benéfica para las finanzas del restaurante pero todavía más para la salud de sus clientes.

La forma en la que se nos presenta la comida a nivel comercial no es precisamente una foto en la que podamos ver las calorías incluidas en el platillo. Al ver el menú en un restaurante vemos el nombre del platillo y el precio pero nuestra mente se estaciona en esta información al momento de elegir nuestros alimentos.

Uno de los riesgos que enfrentamos cuando comemos afuera de nuestra casa es que desconocemos los ingredientes que se utilizan para preparar los alimentos. No sabemos las porciones de grasa que le añaden a la comida. Tampoco analizamos el contenido calórico de las porciones de pan o totopos (tortillas fritas) que comemos antes de que nuestro platillo llegue a la mesa.

En algunos restaurantes se nos ofrece pan antes de servir nuestro platillo. Algunas veces le agregamos aceite de oliva o mantequilla. Ciertamente es favorable para la digestión el comer un poco de pan con aceite de oliva. Si comemos en exceso de este pan, lo más probable es que nos llenemos mucho antes de que llegue nuestro plato fuerte el cual contiene la proteína. La cual reconstruye nuestras células que forman el músculo, el cual nos ayuda a quemar más calorías.

47. Ser honestos.

Uno de mis amigos fue diagnosticado con diabetes. Un día fue de visita a mi casa y noté que estaba comiendo más de lo que un diabético debe comer. Yo le pregunte: "¿no eres diabético? Yo pensaba que las personas que tenían esa condición física tenían que comer una dieta especial y veo que estas comiendo muchos carbohidratos". Él me contestó, "Si, tengo un tipo de resistencia a la insulina y tomo medicina para este tipo de diabetes."

Una de las cualidades de la resistencia a la insulina es que nuestras células no responden a la acción de la insulina para transportar la glucosa al interior de las células y transformarla en energía. La glucosa proviene de los carbohidratos que consumimos, por ejemplo: frutas, verduras –elote, zanahoria y papa-, pan, arroz, frijoles, azúcar refinada y productos elaborados con harina). La insulina satura las membranas celulares y los nutrientes ya no tienen espacio para pasar al interior de las células, excepto en las células grasas. Es de esa forma en la cual las células grasas son un imán para esta glucosa no aprovechada en forma de energía transformándola en grasa.

Si consultamos a un nutriólogo debemos seguir sus recomendaciones y el plan de alimentación individualizado que nos prepare ya que este se basa en nuestro historial y ritmo de vida que le hemos revelado a este especialista. Este plan alimenticio incluye las combinaciones de alimentos más apropiadas que cubren las necesidades calóricas y nutritivas de nuestra vida diaria.

Todas nuestras células están en movimiento constante y para eso necesitan la energía proveniente de los alimentos. Tenemos la idea errónea que si omitimos alguna de las comidas, podremos adelgazar más rápido y de esta manera intentamos engañar a nuestra mente pero nunca a nuestro cuerpo. Una amiga que no tenía el hábito de desayunar me preguntaba, "¿Cómo es posible que no pueda bajar de peso si casi no cómo?" La falta de desayuno provoca que el metabolismo disminuya para ahorrar calorías en lugar de quemarlas.

48. Proteger nuestras células a través de una sana alimentación.

El cuerpo humano está formado por trillones de células. Tomó millones de años para que pudiéramos tener este milagro de vida en este planeta tierra. Ha sido un enigma para nuestros científicos a través de los siglos el conocer el verdadero origen del ser humano. Son varias las teorías de nuestro origen como seres vivos, humanos y espirituales.

Aprendemos desde que estamos pequeños a través de nuestros padres a protegernos y prevenir el peligro en el medio ambiente donde vivimos. En una ocasión estaba cocinando espagueti muy temprano, lo puse a cocer por unos minutos a fuego lento. Después, me senté un momento en una de las sillas del antecomedor, muy cerca de la cocina pensando que lo siguiente que haría sería secarme el cabello. Entonces mi hijita salió de la recámara cuando percibí un olor a gas, la flama de la estufa se había apagado. Más tarde pensé lo que hubiera pasado si mi hija no hubiera despertado y yo hubiera encendido la secadora de cabello, las consecuencias hubieran sido terribles. Algo así puede pasar en nuestros cuerpos cuando no reaccionamos a tiempo para aprender a cuidarlo con una alimentación saludable. El sobrepeso puede ser un indicador de que nuestro cuerpo está en amenaza y es un reflejo del mal funcionamiento en el mismo. Otros indicadores que también pueden estar relacionados con el sobrepeso son: presión arterial alta, colesterol, y diabetes. Todo esto nos puede causar problemas con el corazón lo cual puede ser irreversible o fatal para nuestra vida.

Es muy consistente el comentario de casi toda la gente al decir que las "dietas" que son sanas para nuestro organismo no son atractivas y seguirlas apropiadamente requiere de mucho tiempo. Nos cuesta mucho esfuerzo incorporar hábitos sanos en nuestra vida pero no es lo mismo cuando se trata de cosas materiales que nos dan diversión. Por ejemplo, nos asusta pensar que podamos perder nuestro celular y estamos dispuestos a pagar por el costo de estos dispositivos pero no hacemos lo mismo cuando se trata de invertir en nuestra salud. Lo cuidamos poniéndolo en un lugar donde no se moje o se caiga.

Cuando se trata de seguir hábitos saludables para cuidar nuestro organismo, podemos incluir visitas regulares al dentista y chequeos de rutina con nuestro doctor. Cuando voy a mi visita de chequeo anual a realizarme un simple examen de colesterol, me causa satisfacción el ver que mis niveles de colesterol y azúcar son los apropiados para mantenerme saludable. En caso de que esos niveles no sean los recomendables me pone alerta para reforzar mi dieta saludable.

49. Cambiar patrones en nuestra vida.

Muchas veces, a lo largo de nuestra vida, vamos repitiendo los mismos patrones. Algunas veces los identificamos nosotros mismos y en ocasiones las personas a nuestro alrededor nos lo hacen ver. Después de estudiar mi segunda maestría uno de mis mejores amigos me dijo: "¡Seguro algún día irás por tu doctorado!" y yo le contesté, "¡No! Estoy demasiado cansada. Hasta aquí llegué con mis logros académicos, estoy feliz así, aunque al terminar esta platica pensé: "lo mismo dije cuando terminé mi primera maestría". El haber alcanzado mis metas académicas fue reconfortante y me ayudó a reconocer que todos podemos lograr lo que nos propongamos en la vida. Solo tenemos que planificar lo que queremos lograr y tomar la determinación de hacerlo. Ese es el primer paso para lograr las metas que nos propongamos y es por medio de nuestros pensamientos que podemos anticipar lo que necesitamos hacer, lo mismo pasa con el ejercicio y nuestros hábitos alimenticios.

Hablando con una excompañera de hacía 16 años, me dijo, "¿te acuerdas que nos decías que no podías a comer tacos de birria más de una vez a la semana porque eran muy grasosos?" Sinceramente, yo no recordaba esta anécdota, esto me hizo reflexionar que llevo años siguiendo el mismo patrón de cuidar mi salud. Es lo mismo que les digo a mis alumnos: "Es importante que practiquen las actividades que tienen en sus centros de matemáticas porque todo sigue un patrón en la vida diaria: los días de la semana, los meses del año, y hasta la rutina de ir a los centros.

Otro patrón que está relacionado con nuestros hábitos de comida es el que seguimos cuando estamos de vacaciones. Nos sentimos con la libertad de comer lo que queremos o por lo menos con menos restricciones que cuando no estamos de vacaciones: "ya me pondré a dieta cuando regrese a trabajar" o "me puse a dieta antes de irme de vacaciones pues ya sabía que subiría de peso".

Recuerdo cuando mi marido y yo salimos de vacaciones para festejar nuestro décimo aniversario. Nos instalamos en fabuloso hotel que servía comida deliciosa y además casi todos los restaurantes eran *buffette*. En esas vacaciones engordé como un kilo y medio, aun comiendo verduras, fruta, pescado, pollo y poca carne. Los postres se veían deliciosos, estaban expuestos y el pan dulce también así que la tentación era mucha. Eso es lo que pasa con los restaurantes que ofrecen *buffette*, nuestros ojos alcanzan a ver más de lo que necesita nuestro estómago para satisfacer el hambre ya que el tamaño del estómago es muy pequeño y no es más grande que dos palmas de mano juntas.

Cuando vamos a restaurantes donde ofrecen *buffette* son importantes las siguientes recomendaciones: reconocer que la tentación está allí y empezar a comer verduras (ensaladas y verduras cocidas), fruta y un poco de proteína para convencer al estómago de que ya nos estamos llenando y mitigando el hambre. No es recomendable ir con mucha hambre a un *buffette*, comer unas almendras o nueces una hora antes de ir evitará que arrasemos con todo.

50. Conocer los números externos e internos.

Podemos ser súper administrados con las finanzas, tener una o hasta varias casas, no tener deudas de tarjetas de crédito, ahorrar una cantidad específica cada cierto tiempo para enfrentar algún evento inesperado. Pero algunos no somos conscientes de la importancia de conocer los números en sus análisis clínicos, los números de su presión arterial –sistólico y diastólico- o kilos de sobrepeso. Podemos ayudar a que estos números internos sean los apropiados para beneficiar nuestra salud cuando tenemos buenos hábitos alimenticios.

La seguridad de tener nuestras finanzas en orden nos da tranquilidad. Recuerdo que mi mamá registraba en dos libretas los nombres de las personas y las cantidades que le debían de la venta de su negocio. Me llamaba la atención que no sólo utilizaba un cuaderno sino dos. Porque siempre que les iba a cobrar llevaba uno y otro lo conservaba en la casa. Entonces no solamente tenía control de sus finanzas una vez, sino dos veces.

El número de los macronutrientes apropiado (carbohidratos, grasas o proteínas) en una comida balanceada de un adulto con un ritmo de vida normal, sin hacer mucho ejercicio y para "mantenerse" en el peso actual son dos carbohidratos (frutas, verduras como elote, zanahoria, papa, arroz, pan o frijoles), una porción de grasa (aguacate, una cucharada de aceite de oliva ya sea puro o extra virgen) y una porción de proteína (pollo, carne, queso o pescado). Aquí están unas recetas de alimentos balanceados con estos macronutrientes:

- Un sándwich de atún (proteína), con mayonesa (grasa) y dos rebanadas de pan (carbohidratos).

- Dos tortillas (carbohidratos) con huevos (proteína) batidos con una cucharada aceite de oliva (grasa).

- Una manzana pequeña y arándanos (carbohidratos), con queso *cottage* bajo en grasa (proteína) y nueces (grasa).

- Arroz (una porción normal del tamaño del puño de la mano) y una tortilla (carbohidratos), aguacate (grasa) y el pollo o salmón (proteína).

Los números de macronutrientes de una comida balanceada cambian si la persona está en un régimen alimenticio bajo en calorías para perder peso. El nutriólogo o bariatra puede proporcionar información de acuerdo a las necesidades de cada individuo.

51. La influencia de nuestro ambiente.

El cerebro es el órgano más valioso después del corazón. Nuestra mente está trabajando todo el tiempo, de día y de noche. La mente forma parte importante en nuestra vida porque nos conecta con las emociones y pensamientos que nos ayudan a guardar en nuestra memoria las experiencias vividas diariamente. De allí vienen las frases de "toma todo de la manera más tranquila porque tu cuerpo lo resiente", o "consúltalo con la almohada y tomarás una mejor decisión". Cuando dormimos, nuestro cuerpo y mente entran en un estado de reposo pero cuando despertamos nuestras células está listas para generar nuevas conexiones que nos ayudan a aprender mejor día a día. El mejor tiempo el que se me vienen las mejores ideas es antes de levantarme por la mañana, muy temprano, cuando el sol todavía no ha salido. Tal vez algunos digan "yo pienso mejor por la noche que por la mañana, yo soy nocturno".

Nuestra inteligencia nos facilita aprender en la escuela pero está comprobado que antes de los cinco años los padres pueden ayudar a sus hijos a desarrollar la inteligencia al proporcionarles estímulos apropiados. La base está en exponer a nuestros hijos a un medio ambiente que estimule su pensamiento por medio de experiencias que involucren todos los sentidos como las idas a parques, la playa, las montañas, la escuela maternal, el circo, el zoológico, los museos, etc. Recuerdo cuando mi madre hacia siempre todo lo posible por llevarnos al circo. Es el único lugar en el que recuerdo haber vivido la experiencia de ver animales en vivo y en directo, pues en la ciudad donde crecí no había un zoológico.

Las experiencias que vamos acumulando en nuestra vida impactan de manera positiva o negativa, influyendo nuestros planes y metas. Lo que he vivido me han ayudado a desarrollar hábitos saludables. La oportunidad que tuve de recaudar fondos para la educación de niños con necesidades especiales influyó en mi decisión de ser maestra.

52. La prevención y la intervención temprana.

El cuerpo humano ha sido diseñado para reaccionar lo más favorablemente ante situaciones planeadas o eventos inesperados. Emprender la tarea de conocer mejor los alimentos que consumimos y el efecto que pueden causar en nuestro cuerpo, apoya nuestra determinación de prevenir enfermedades en el largo plazo.

Un famoso locutor chileno presentó en su programa a una muchacha en sus veintes que tenía síndrome de Down, su apariencia física y la forma en que hablaba, no mostraba esta condición. Ella estaba en ese programa para mostrar como la tenacidad de sus papás y sus terapias a temprana edad le habían ayudado a ser una persona autosuficiente al ser secretaria. Este es un ejemplo claro de cómo la intervención temprana es fundamental para la superación física e intelectual.

53. Escuchar los consejos de los demás.

Uno de mis mejores amigos suele decirme: "Olga, ¡tú no escuchas!" Lo que pasa es que escuchamos lo que queremos. A veces nos resulta aburrido escuchar alguien que nos da consejos de cómo llevar una vida más sana. Es más fácil que pongamos atención a alguien que nos aconseja como obtener una recompensa inmediata.

Al iniciar el año, escuchamos a los medios de comunicación promoviendo gimnasios, suplementos alimenticios y pastillas para perder peso. Ofrecen ayudar a todos aquellos que tienen el propósito de bajar esas libritas adquiridas durante las festividades de diciembre. Nos la pasamos diciendo: "Después de que terminen las vacaciones y fiestas decembrinas me pondré a dieta." Nos mentalizamos para poner en acción nuestro cuerpo hasta que empiece el año.

Escuchamos mejor los consejos cuando nos los ilustran con ejemplos o hechos bien ilustrados. Recuerdo que una vez mi marido, me repetía que no pusiera el porta bebé de nuestra hija adelante porque era peligroso y en caso de que tuviera un accidente mi bebé podría morir. No le hacía caso porque yo quería consolar a mi hijita cuando llorara hasta que un día una buena amiga me platicó de un fatal accidente en el que un bebé sentado en el asiento del copiloto murió.

54. Nuestro proyecto de vida #1: cuidar nuestra salud.

Pensamos que el tener una educación o un buen nivel económico nos dará la seguridad que necesitamos, pero no pensamos que para lograrlo necesitamos llevar una vida con hábitos saludables. El bienestar de nuestro cuerpo depende básicamente en proporcionarle lo que necesita en términos de comer, descanso apropiado, tomar mucha agua, no fumar y mantenerse en un peso apropiado. Todo esto puede ayudar para evitar enfermedades cardiovasculares, diabetes o cáncer.

Nos sentimos seguros en un medio donde conocemos lo que hacemos. Nuestro trabajo es un medio para subsistir y a través del cual aprendemos, usamos nuestra capacidad intelectual y física para obtener buenos resultados en nuestros proyectos laborales o profesionales. Mi madre sabía que el tener una vida sana depende básicamente de una buena alimentación, ella aprendió a observar patrones de vida relacionados con el sobrepeso y sus consecuencias. Su madre tuvo este problema, problemas de presión alta y una embolia que la atacó cuando estaba en los sesentas. Los médicos que consultaba mi abuelita lograron que mi mamá aprendiera a cuidar su alimentación y por consiguiente su salud. Mi madre comía bastantes verduras, poca carne roja, pollo, fruta y poca sal. Era este buen hábito alimenticio y su ritmo de vida activo lo que la mantenía siempre con energía.

55. Opciones de alimentos saludables.

Los camotes enmielados han sido mi postre favorito desde que era chica, siempre estaba en la búsqueda de lugares donde vendieran los mejores camotes enmielados. Recuerdo que la mamá de una compañera de la preparatoria tenía una tienda donde preparaba camotes enmielados, los ponía a cocer en una gran olla con muchísimo piloncillo y canela. He encontrado la forma de seguir saboreando mi postre favorito pero de manera más saludable: cocino los camotes en el horno, así sigo disfrutando su sabor dulce natural y los combino con queso *cottage*, canela molida, nueces, y los endulzo con stevia.

56. El té y sus propiedades nutritivas.

El té es una de mis bebidas favoritas, lo podemos tomar caliente o helado: con limón de canela, mango, chocolate, chía, con cafeína o sin cafeína. Existe en el mercado una amplia variedad de tés para las personas que lo disfrutan o que necesitan una opción más para hidratar al cuerpo. Lo disfruto en el verano o en invierno, de tarde, noche, día o antes de dormir. Los dos tipos de té hidratan al cuerpo pero los que no tienen cafeína son mejores antes de ir a dormir, sobre todo si la cafeína es razón para perder el sueño.

El té contiene antioxidantes que protegen al cuerpo de enfermedades cardiovasculares, presión alta, colesterol alto, y obesidad. El té verde es el que en mayor porcentaje ofrece estos beneficios.

57. Capítulo "Tuti fruti".

- Una forma de aprender a comer mejor es conociendo los alimentos. Busquemos nuevas formas de comer y de cocinar. Buscando la mejor forma de alimentar a mi hija empecé hace muchos años a darle un licuado en el desayuno que le encanta: "Mami, no se te olvide mi licuado", es lo que me dice mi hijita todos los días. Este licuado le ha servido para no enfermarse por años pues tiene fresas, arándanos, una cucharada de avena, una de linaza molida, media banana y un poquito de jugo de naranja. La linaza molida proporciona minerales, fibra (soluble e insoluble) y grasas buenas que el cuerpo necesita.

- El desayuno es muy importante mientras más pronto lo hagamos después de levantarnos es mucho mejor. El metabolismo empieza a trabajar al desayunar, pero si no lo hacemos es al revés, nuestro cuerpo a manera de protegerse entra en un estado donde el metabolismo se hace más lento para guardar la grasa que tenemos de reserva. El cuerpo no sabe cuánto tiempo más vamos a estar sin desayunar y es así como reacciona de manera natural a la ausencia de desayuno o alguna otra comida durante el día.

- Para mantenernos sanos y perder peso (si ese es el caso), lo ideal es empezar por desayunar lo mejor posible. Esta acción de nuestra parte al inicio del día evitará que nuestro cuerpo muera de hambre todo el día. Un desayuno debe incluir: proteínas, carbohidratos con mucha fibra y grasa.

- Una forma de cuidar la piel de nuestra cara es usar cremas constantemente y usar protector solar facial para evitar que se manche. También es muy importante lavarnos la cara antes de dormir con una crema o jabón especial sin importar lo cansadas que nos sintamos. Si usamos maquillaje y no nos lavamos la cara antes de dormir, los poros no respiran durante la noche y las células de la cara envejecen más rápidamente.

- Incluir en nuestras comidas un carbohidrato (verduras, frutas, pan, frijoles o arroz, por ejemplo) como mínimo en cada comida para así cuidar nuestro músculo.

- No hacer dietas extremas porque después podemos experimentar el efecto YO-YO y no solo recuperamos los kilitos que bajamos sino que hasta ganamos unos extras. Nada se hizo de la noche a la mañana, esto mismo aplica cuando deseamos cambiar nuestros hábitos alimenticios.

- Usar más el aceite de oliva extra virgen como aderezo en lugar de otros aderezos comunes, comer más alimentos ricos en omega 3 y 6 (nueces y almendras).

- Elegir "snacks" más saludables como almendras, fruta o verduras bajas en carbohidratos, ricas en fibra y vitaminas, como pepinos o jícama.

- De vez en cuando nos podemos permitir un gusto, aunque no sea lo más saludable (pizza, donas, pan dulce, galletas, pastel).

- Los carbohidratos empiezan a digerirse desde la boca por unas enzimas localizadas en la saliva, pero si los combinamos con proteínas (pan con jamón) o grasas (pan con aceite de oliva) entonces los carbohidratos llegarán al estómago y de esta forma liberarán la glucosa a la sangre lentamente.

- Deshacernos de la ropa que nos queda holgada. Regalé toda la ropa que había comprado después de subir esos kilitos extras después del embarazo. Definitivamente mi plan no era volver a subir esos kilitos, así que, esa ropa desapareció de mi closet. ¡Nunca guarde la ropa que usaba anteriormente después de bajar de peso!

- El ácido fólico es muy importante como suplemento durante el embarazo. Está comprobado científicamente que baja la probabilidad de tener un bebé con espina bífida (enfermedad del tubo neural). Lo sigo tomando en combinación con un suplemento vitamínico porque es importante para evitar problemas del corazón o problemas cardiovasculares.

- Buscar las mejores opciones más saludables al ir a un restaurante. Si estamos en un *buffette*, vayamos primero a la parte donde están las ensaladas y verduras cocidas. Las ensaladas y verduras nos ayudarán a sentirnos llenos más rápido, antes de excedernos comiendo otros alimentos que nos pueden hacer subir de peso. Si vamos a un restaurante sea o no de comida rápida, podemos elegir las ensaladas con pollo ó pescado (salmón o atún a las brasas) con verduras. ¡Estos restaurantes ya ofrecen estas opciones y otras más que nos ayudan a cuidar nuestra salud!

- Tener siempre a la mano *diarios* en la casa, en la bolsa y en el carro. Estos nos pueden ayudar a comer más saludable, a ahorrar tiempo, y dinero. Si usamos un diario para escribir lo que necesitamos antes de ir al súper, nos puede ayudar a memorizar y visualizar mejor los alimentos saludables.

- Comer nuestro platillo favorito casi toda la semana puede ser práctico para un ritmo de vida acelerado. He aquí una ensalada (*para toda la semana*) que yo preparo los domingos para llevarla a mi trabajo: 3 latas de atún, perejil (al gusto), queso feta (bajo en grasa), aceitunas, alcachofas, aceite de oliva extra virgen, una manzana, un poco de limón (para que la manzana no se haga negra), ajo en polvo, cebollita finamente picada, pimienta, aguacate y chile de árbol al gusto. Podemos variar la proteína, si es el gusto: atún o pollo. Otra combinación perfecta de comida es la siguiente: espinacas, una porción de zanahorias rayadas, otra de elote cocido, un poco de cebolla morada, aceitunas, queso feta bajo en grasa, proteína (puede ser claras cocidas, pollo desgrasado, atún, salmón o sardinas en lata) con un aderezo de aceite de oliva, vinagre de manzana, mostaza normal, salsa de chile rojo de árbol, pimienta, ajo molido y salsa de soya baja en sodio. Pepino cortadito con poquito limón antes de la ensalada.

- Cuando nos enfocamos en una sola tarea u objetivo, todo fluye de manera natural y sin problema, pero no pasa así cuando queremos alcanzar metas en un tiempo irreal. "Todo tiene su tiempo", nuestras células sanas nacen, crecen y mueren, así pasa con cada proyecto que nos planteamos en la vida.

- Una de mis comidas favoritas es coliflor hervida, atún y mi aderezo preferido (aceite de oliva, vinagre de manzana, chile de árbol, mostaza natural y soya baja en sodio).

Salud
y más vida
Olga Najarian © 2013

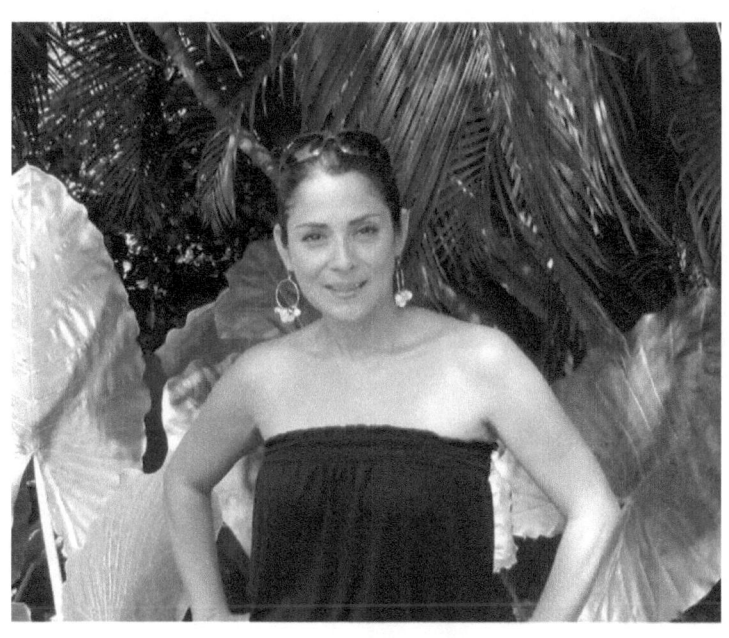

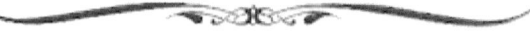

Autora: **Olga Najarian**

Editoras: Patricia Aivar y Silvia Cachia

Diseño y pulbicación: Silvia Cachia

Servicios de publicación: silviacachia@yahoo.com

www.ingramcontent.com/pod-product-compliance
Lightning Source LLC
Chambersburg PA
CBHW051410280526
45785CB00003B/1017